U0342924

ZHONGFENGHOU
BAOBASHISHENJINGKANGFULIAOFA

中风后
鲍巴氏神经康复疗法

蒯　铮　刘剑英　谢瑞满　王新文　**主编**

上海科学技术文献出版社

Shanghai Scientific and Technological Literature Press

图书在版编目（CIP）数据

中风后鲍巴氏神经康复疗法 / 蒯铮等主编． —上海：
上海科学技术文献出版社，2022

ISBN 978-7-5439-8680-0

Ⅰ．①中… Ⅱ．①蒯… Ⅲ．①中风—康复 Ⅳ．
① R743.309

中国版本图书馆 CIP 数据核字（2022）第 192559 号

策划编辑：姜　曼
责任编辑：姜　曼
封面设计：袁　力

中风后鲍巴氏神经康复疗法

蒯　铮　刘剑英　谢瑞满　王新文　主编
出版发行：上海科学技术文献出版社
地　　址：上海市长乐路 746 号
邮政编码：200040
经　　销：全国新华书店
印　　刷：常熟市人民印刷有限公司
开　　本：889mm×1194mm　1/32
印　　张：4.125
字　　数：69 000
版　　次：2022 年 11 月第 1 版　2022 年 11 月第 1 次印刷
书　　号：ISBN 978-7-5439-8680-0
定　　价：67.00 元
http://www.sstlp.com

中风后鲍巴氏神经康复疗法

主　编　蒯　铮　刘剑英　谢瑞满　王新文

参加编写人员（按姓氏笔画排列）

丁　宁	王东生	王　俊	王新文
方　珉	古　祺	卢静文	任卫英
全洪波	刘剑英	李　刚	杨月嫦
吴　琳	邱东鹰	张文利	张顺开
张歆毓	陈力宇	陈　伟	罗　蔓
郑小敏	赵森娟	胡　军	姚金荣
袁　颖	钱春来	董发昌	蒋荣知
谢瑞满	蒯　铮	樊尚华	潘淑梅

　　本著作出版获得谢瑞满教授负责的中风康复相关研究项目成果支持，包括国家攻关课题二项历时十年，国际多中心合作课题，上海市首届老年医学学科带头人项目，二类新药双盲随机对照（揭盲后商品名定为枢芬）及相关临床研究项目，以及蒯铮医生相关研究课题等。

目　录

前　言 .... （001）

1　中风疾病有关常识 .... （001）

1.1　中风的定义 .... （001）

1.2　中风的分类 .... （002）

    1.2.1　缺血性中风 .... （002）

    1.2.2　出血性中风 .... （003）

    1.2.3　短暂性脑缺血发作 .... （004）

    1.2.4　静（默）中风 .... （005）

2　中风后鲍巴氏神经康复疗法 .... （007）

2.1　概述 .... （007）

2.2　中风后适合鲍巴氏神经康复疗法的患者 ...... （009）

    2.2.1　适合居家进行鲍巴氏神经康复

           训练的患者 .... （009）

2.2.2 居家进行鲍巴氏神经康复训练的
　　　原则 (009)
2.2.3 开始鲍巴氏神经康复训练的最佳
　　　时间 (010)
2.3 患者房间的布置和在床上的正确体位 (010)
2.3.1 正确布置患者的房间 (010)
2.3.2 增加患者对病侧的关注 (011)
2.3.3 在患者病侧照料患者 (012)
2.3.4 认识中风患者的异常姿势 (012)
2.3.5 矫正患者的异常姿势 (013)
2.3.6 患者正确的仰卧姿势 (014)
2.3.7 患者正确的病侧侧卧姿势 (014)
2.3.8 患者正确的健侧侧卧姿势 (015)
2.4 患者的床上训练活动 (016)
2.4.1 正确的翻身动作 (016)
2.4.2 患者在床上向两侧移动的方法 (017)
2.4.3 患者在床上的搭桥训练 (018)
2.4.4 患者在床上的躯干活动 (018)
2.5 防止上下肢畸形的训练 (019)
2.5.1 认识中风患者的上下肢畸形 (019)
2.5.2 防止肩部畸形的被动运动 (020)

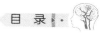

2.5.3　防止手臂和肘部畸形的被动
　　　　运动 ……………………………（021）

2.5.4　防止手腕畸形的被动运动 …（022）

2.5.5　防止手指畸形的被动运动 …（023）

2.5.6　防止足部畸形的被动运动 …（024）

2.5.7　防止足趾畸形的被动运动 …（024）

2.5.8　患者上肢的主动辅助活动之一 （025）

2.5.9　患者上肢的主动辅助活动之二 （026）

2.5.10　患者肘部的主动辅助活动 （027）

2.5.11　患者腕和手的主动辅助活动 （027）

2.6　从床上坐起到坐座椅的训练 （028）

2.6.1　辅助式翻身起坐训练 ……（028）

2.6.2　蹲式扶起训练 ……………（029）

2.6.3　患者床上坐稳的正确坐姿训练 （030）

2.6.4　患者从床上坐到椅子上的有助
　　　　训练 ……………………………（030）

2.6.5　患者自己从床上坐到椅子上
　　　　训练 ……………………………（031）

2.6.6　患者在坐位稳定时的前后平衡
　　　　训练 ……………………………（032）

2.6.7　患者坐位稳定时的左右平衡
　　　　训练 ……………………………（033）

2.6.8 患者在椅子上坐位稳定时的正确

　　　 坐姿训练 ……………………………… （034）

2.7 病手和上肢的神经康复训练 …………… （035）

　2.7.1 肘伸开训练 ……………………………… （035）

　2.7.2 伸屈肘的训练 …………………………… （035）

　2.7.3 侧倾身体以负重训练病手 …………… （036）

　2.7.4 肘支托法以负重训练病手 …………… （037）

　2.7.5 病侧上肢支托负重训练 ……………… （038）

　2.7.6 健手带病手的训练 …………………… （038）

　2.7.7 病手的敏感性训练 …………………… （040）

　2.7.8 伸指训练 ……………………………… （041）

　2.7.9 伸腕训练 ……………………………… （041）

　2.7.10 抓握训练 …………………………… （042）

　2.7.11 旋后训练 …………………………… （043）

　2.7.12 拇指与其他四指的配合训练 …… （045）

　2.7.13 持杯和倒水动作训练 ……………… （045）

　2.7.14 手、肩和肘的同步活动训练 …… （046）

　2.7.15 手的复杂动作训练 ………………… （047）

　2.7.16 病手正确摆放训练 ………………… （047）

2.8 从坐到站的康复训练 …………………… （049）

　2.8.1 帮助患者站起的训练 ……………… （049）

　2.8.2 借助家具站起的训练 ……………… （049）

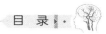

2.8.3　患者自己站起的训练　　（050）

2.9　行走和上下楼梯与汽车的训练　（051）

2.9.1　行走前的准备训练　　（051）

2.9.2　髋、膝、踝关节的强化训练　（052）

2.9.3　被动屈膝训练　　（053）

2.9.4　髋、膝、踝关节的主动训练　（054）

2.9.5　双手双膝四点跪立训练　（054）

2.9.6　四点跪立训练后的强化练习　（056）

2.9.7　单膝跪、双膝跪和用双膝行走
　　　　训练　　（056）

2.9.8　防止足尖下垂的训练　（058）

2.9.9　站立位的平衡训练　　（059）

2.9.10　在他人扶持下的行走练习　（060）

2.9.11　用于步行训练的各种手杖　（061）

2.9.12　借助各种手杖进行行走路训练　（062）

2.9.13　他人扶持下的上下楼梯训练　（063）

2.9.14　借助手杖的上下楼梯训练　（064）

2.9.15　利用楼梯扶手的患者独自上下
　　　　楼梯训练　　（064）

2.9.16　上下公共汽车的训练　（066）

2.9.17　坐进轿车的训练　　（067）

2.10　病手功能恢复不理想时的日常活动

训练 ....(068)

　　2.10.1　病手配合健手做家务的方法 (068)

　　2.10.2　洗脸、刷牙和洗手的方法 (069)

　　2.10.3　刷假牙、剪指甲和洗澡的方法 (070)

　　2.10.4　穿脱前开襟衣服的方法 ......(071)

　　2.10.5　穿脱套头衫的方法 ....(072)

　　2.10.6　穿脱裤子的方法 ....(073)

　　2.10.7　系领带或戴文胸的方法 ......(074)

　　2.10.8　使用助具进食的方法 ....(075)

　　2.10.9　开启瓶盖、匣盖和罐头盖的

　　　　　　方法 ....(076)

　　2.10.10　写字的练习方法 ....(077)

2.11　患者使用轮椅的方法 ....(078)

　　2.11.1　使用由他人推行轮椅的方法 (078)

　　2.11.2　患者自己驱动轮椅的方法 ...(079)

　　2.11.3　从床上转移到轮椅的方法 ...(079)

　　2.11.4　从轮椅转移到床上的方法 ...(080)

　　2.11.5　从轮椅转移到普通椅子上的

　　　　　　方法 ....(081)

　　2.11.6　从普通椅子转移到轮椅上的

　　　　　　方法 ....(082)

2.11.7 从轮椅转移到马桶上的方法 (083)

2.12 面部瘫痪患者的康复训练 (084)

2.13 进食与吞咽困难患者的喂食方法 (085)

2.13.1 帮助患者张嘴及喂食的方法 (085)

2.13.2 减轻患者咀嚼和饮水时不适
感的方法 (086)

2.13.3 促进患者吞咽的方法 (086)

2.13.4 训练咀嚼和吞咽肌肉的方法 (087)

2.14 与失去语言功能患者的交流方法 (088)

2.15 特殊症状的处理方法 (089)

2.15.1 单侧忽略症的处理方法 (089)

2.15.2 疾病失认症的处理方法 (090)

2.15.3 迷向症的处理方法 (090)

3 中风诊治常见问题 (092)

3.1 中风的诱发因素 (092)

3.2 易发中风的危险因素 (093)

3.2.1 高血压 (093)

3.2.2 心脏疾病 (095)

3.2.3 糖尿病 (096)

3.2.4 血脂代谢异常 (097)

3.2.5 高尿酸血症 ……………………（098）

3.2.6 颈动脉粥样硬化 ……………（099）

3.2.7 肥胖 ……………………………（100）

3.2.8 吸烟 ……………………………（100）

3.2.9 饮酒 ……………………………（100）

3.3 脑梗死易发于早晨 ………………（101）

3.4 中风患者的饮食、锻炼等建议 ……（102）

3.5 与中风患者神经康复相关的药物治疗 （102）

参考文献 ……………………………………（105）

后　　记 ……………………………………（110）

前　言

中风是危害广大中老年朋友的常见病、多发病，其发病率、死亡率及致残率都非常高，是一类严重威胁人类健康和生存质量的疾病，是目前世界上导致人类死亡的三大主要疾病之一。目前中风已成为我国第一致病死因，致死者占死亡总数的 22.45%。

世界卫生组织（World Health Organization，WHO）报道与多国心血管疾病趋势和决定因素监测（Multinational Monitoring of the Trends and Determinants for Cardiovascular Diseases，MONICA）研究表明，我国中风发生率正以每年 10% 的速度上升，预估到 2030 年，全国将有 3 100 万中风患者，约占全球中风患者 1/3。早期研究显示发病者约 30% 死亡，70% 的存活者有偏瘫、失语等残障。在我国，每十万人口中有 429～620 例中风患者，以总人口数 14 亿计算，中风患者有 600 万～868 万人；上海市 2021 年常住人口为 2487 万人，中风发病率为每十万人口中 566.85 例，则中风患者有 14 多万人。中风的死亡率为每年每十万人口 116～142 人。中风后存活的患者，60%～80%有不同程度的残疾，严重影响正常生活。中风患者，有 1/4～3/4 可能在 2～5 年内复发，不仅给患者造成极大的痛苦，也给无数的家庭和社会带来了巨大的负担。

中风是一种常见的脑血管疾病。由于广大人民群众对这种疾病认识不足、缺乏康复防治知识，因此当家庭成员发生中风，经过医院临床急性期治疗后，就不知如何继续进行家庭康复防治和护理，致使中风致残率相当高，有些患者呈现反复中风发作的状况。作者在著名肝肿瘤专家、中山医院前院长、医学科普宣传的开拓名家和实践推广大师杨秉辉教授的大力支持下，通过连续参加国家中风康复防治联合攻关等多项课题近 30 年，深切感受到这些工作的重要性，更为迫切的任务是需要向全社会推广和普及相关知识，提高认识，更新观念，通过大家共同努力，一定能够取得更大成果。

本书的目的，就是考虑我国人口基数大和明显老龄化以及中风发病率很高、全国各地医学专业和科普水平参差不齐、综合性医院超负荷工作、急性期以救治为主、神经康复与防治力量十分有限等情况，通过系统阐述、应用现代中风康复防治医学方法和手段，对中风患者在家庭中进行有关实践经验的介绍，发挥全社会的力量，使得中风后的致残率和复发率得以降低，达到最大的脑神经功能康复效果。

为了读者更好理解和掌握这方面知识，我们尽量使用通俗易懂的文字语言，采用图文结合的形式，便于广大读者检索阅读。本书注重实用性内容，不仅为熟悉中风康复、防治以及中风相关危险因素的正确诊断和适当处理打好扎实的临床工作基础，同时也为老年神经科以及众多相关学科的各级医生提供训练学习的内容。在当前专业医疗资源远远不能满足社会疾病防治需求的情况下，我们相信在专业医疗人员指导和科普读物辅导的共同作用下，一定能够达到更大、更好的中风康复防治效果。

本书由多个临床学科医生撰写而使内容更为丰富，并从临床上对中风患者的人性化关注中进一步认识到中风康复防治的科学性和实用性。

最后，我们非常荣幸和衷心感谢复旦大学附属中山医院院长、著名肝肿瘤外科专家教授樊嘉院士曾经担任《实用老年中风康复防治学》（2015 年本团队出版）的名誉主编。樊嘉院长曾经长期主管老年医疗保健工作，非常关心老年、神经学科的发展，给予我们很多指导和鼓励。我们也始终得到上海科学技术文献出版社编辑老师们的支持和关心，并对有关学科同仁和来自我们许多家庭的无私帮助，表示衷心感谢。对本书不足之处，欢迎读者批评指正。

愿广大中风患者朋友早日迈向健康,迈向幸福!

编 者

二〇二二年十一月

中风疾病有关常识

1.1 中风的定义

中风（Apoplexy）是一类脑血管疾病（Cerebral Vascular Diseases，CVD）的统称。这类疾病发病急骤，典型病例以突然间昏倒在地、不省人事，或突然间发生口眼歪斜、语言不利、半身不遂等为特征。

从现代医学神经病学的观点来看，中风就是脑血管意外、脑血管疾病，是一组多种病因、不同病理而结局各异的常见、严重疾病。临床角度而言，它的本质是脑部动脉或支配脑的颈部动脉发生病变，引起局灶性血液循环障碍或破裂出血，进而导致的急性或亚急性脑功能损害。

中风是脑卒中（Stroke）的俗称。本书为了通俗易懂，更加贴近百姓，便于普及科学知识，均采用"中风"一词。

中风最常见的症状就是患者出现程度不同的语言、运动、感觉、认知、行为等脑功能障碍。临床上以运动功能障碍为主者，中医称之为半身不遂，俗称偏瘫（Hemiplegia）。

1.2　中风的分类

中风在临床上大致上可以分成两大类：缺血性中风（约占 80%）与出血性中风（约占 20%）。

1.2.1　缺血性中风

脑部缺血的原因，可以是脑血管内血栓形成，阻滞了血液供应；也可以是血液内有斑块或栓子，在流动过程中把相应管径的血管塞住，造成局部缺血或梗塞。前者我们称为脑血栓形成（Cerebral Thrombosis），后者称为脑栓塞（Cerebral Embolism），两者都造成缺血性脑梗死（Ischemic Cerebral Infarction）。脑栓塞的栓子来源包括：心源性；动脉源性；其他如骨折后脂肪栓、气栓、瘤（癌）栓、寄生虫栓、静脉炎栓等。

脑梗死（Cerebral Infarction）是以前根据中风后神经病理学的改变而命名并翻译成中文的，当时尚无先进的神经影像学检查技术，脑梗死主要代表缺血性中风的最终结局的病理学状态（如脑组织坏死）。近 30 年来，由于神经影像学如颅脑计算机断层扫描（Computed Tomography，CT）和颅脑磁共振成像扫描（Magnetic Resonance Image，MRI）等检查的迅猛发展，以及溶栓和介入治疗技术的应用,国内外对缺血性中风的病理生理学过程有了更加深入的理解,梗而不死在临床上也屡见不鲜,脑梗塞*能够更加科学地表达缺血性中风的实际情况,反映缺血性中风的病理生理学过程,适合能够本身代偿或药物再通的缺血性中风类型,也容易获得缺血性中风患者和家属的理解(临床上看病一谈"脑梗死",往往情感上中国人也难以接受),作者曾经参与亚太地区有关医学教材编写时与众多专家达成同样共识。

1.2.2　出血性中风

脑内或颅内血管破裂,出血在脑内或颅内,形成血肿(Hematoma),称为脑出血(Cerebral Hemorrhage,CH)或颅内出血(Intracranial Hemorrhage,ICH)。脑浅表血管破裂,血液进入蛛网膜下腔,称为蛛网膜下腔出血(Subarachnoid Hemorrhage,SAH)。有时脑出血后的血肿破入蛛网膜下腔引起继发性蛛网膜下腔出血;也有脑出血后的血肿破入脑室引起继发性脑室出血(Intraventricular Hemorrhage,IVH)。

临床上还有少见的自发性或外伤性硬膜下血肿(Subdural Hematoma,SDH)或出血、硬膜外血肿(Epidural

---

＊　2020年《神经病学名词》将"脑梗塞"列为"脑梗死"的曾称。

Hematoma，EH)或出血。

临床上另有两种特殊发病情况:短暂性脑缺血发作和静(默)中风。

1.2.3 短暂性脑缺血发作

中风引起的局灶性脑功能障碍,持续时间短,最多不超过 24 h,称为一过性或短暂性脑缺血发作(Transient Ischemic Attack，TIA),俗称脑供血不足,多在体位改变、活动过度、颈部突然转动或屈伸等情况下发病。发病机制还不十分清楚,通常认为与微小动脉斑块或栓子脱落栓塞以及颈部受压、颈脑动脉痉挛、迷走神经反射过度引起脑部缺血等因素有关。反复发作容易慢性化。TIA 临床上分为颈内动脉(前循环)系统 TIA 和椎—基底动脉(后循环)系统 TIA。颈内动脉系统 TIA 最常见的症状为单瘫、偏瘫、偏身感觉障碍、失语、视力障碍等,椎—基底动脉系统 TIA 也称为椎—基底动脉系统供血不足(Vertebral Basilar Artery Insufficiency，VBI),主要表现为脑干、小脑、枕叶、颞叶及脊髓近端缺血后相应的神经功能缺损症状。

2009 年美国中风协会(American Stroke Association，ASA)在著名 *Stroke* 杂志上发布了短暂性脑缺血发作(TIA)的更新定义:TIA 是指由脑、脊髓或视网膜局灶性缺血所致的、不伴急性梗塞的短暂性神经功能障碍。有两处更新：一是从缺血损害的部位上讲，除原有的脑与视网膜外，新增加了脊髓；二是取消了 TIA 症状持续的具体时间，而是以短暂性神经功能障碍（transient episode of neurological dysfunction）取而代之。包括了以前的可逆性缺血性脑神经功能缺损（Reversible Ischemic Neurological Deficit，RIND），表现为局灶性神经功能缺失持续在 24～72 h 以上，CT 检查没有相应部位的梗塞病灶，在 1 或 3 周内完全缓解，不留后遗症，据统计约占缺血性中风的 2.5%。TIA 的新定义进一步淡化了时间概念，而强调了是否存在梗塞才是区别 TIA 的根本所在。因此，专家建议对 TIA 患者尽可能采用 MRI 的弥散加权成像（Diffusion Weighted Image，DWI）作为主要的诊断技术手段。如颅脑神经影像学检查发现有梗塞灶，称为伴有一过性缺血性症状的脑梗塞（Cerebral Infarction with Transient Symptoms，CITS）。

1.2.4　静（默）中风

无脑部病征的中风，往往在颅脑神经影像学检查如 CT 或 MRI 时，才发现脑部有中风灶，这种中风被称为静（默）中风（Silent Stroke）、亚临床中风（Subclinical Stroke）或小中风（Mini Stroke）。临床上大多数为无症状的慢性腔隙性脑梗塞（Chronic Lacunar Infarction，简称腔梗），可以单发（85%）或多发，腔梗位于基底节有 52%，位于皮质下有 1/3。弗雷明汉（Framingham，位于美国马萨诸塞州波士顿西郊）相关社区研究均发现静（默）中风在外表健康中老年人群中有 5.8%～17.7%，相关因素分析发现高血压（Hypertension）、颈动脉硬化斑块尤其是低回声表现的软斑块、心房颤动（Atrial Fibrillation，AF，简称房颤）、颈动脉狭窄超过 25%等都是主要危险因素（Risk Factors）。

中风后鲍巴氏神经康复疗法

2.1 概述

中风后患者遗留各种神经功能障碍或缺损。这些功能障碍有 3 个层次：残损（Impairment），有生理、解剖结构和运动功能缺失或异常；残疾（Disability），有个体能力受到限制、缺失或不能正常完成某项任务；残障（Handicap），个体已不能充分参加社交活动。残损处理得好可不发展为残疾或残障。

临床神经科诊断是以神经解剖和病理变化为依据，而神经康复评定是以神经功能障碍为依据。中风时的运动障碍、失语症、关节挛缩等称为"功能障碍"；而步行、进食等日常动作的障碍称为"能力障碍"。中风后的康复预后取决于病发瞬间状况、脑损伤程度（卒中类型、部位大小及进展）以及个体差异等。中风后一般越早开始康复越好，急性期 2 周后只要意识清楚就可开始。

神经康复疗法自"二战"以后在世界范围内得到迅速

发展,中风后运动神经康复疗法包括鲍巴氏神经康复疗法
(简称鲍巴氏疗法)、布氏(Brunnstrom)中枢促进技术、罗
氏(Rood)感觉刺激促进技术、本体感觉性神经肌肉促进技
术(Proprioceptive Neuromuscular Facilitation,PNF)等,
属于神经生理与神经发育疗法。我国根据国情选择推广
应用的主要是鲍巴氏疗法,具有简单、实用、方便、易学的
优势。

鲍巴氏疗法是英国 Bexta Bobath 康复治疗师("二战"
时为脑外科大夫,因发现战争创伤神经功能障碍患者太多
而改行,其夫人为脑外科护士转为康复护理师)创立,1990
年后国际公认推广主要用于中风后偏瘫患者和脑瘫病儿
的神经康复。主要依据人体正常发育过程,引导患者逐步
学会正常运动的感觉及动作模式,学会如何控制姿势、维
持平衡,训练翻正反应、平衡反应及其他保护性反应的出
现。关键是改变患者异常的运动模式,抑制痉挛,由康复
师或培训过的家属引导患者进行主动运动时操纵患者的
关键功能障碍部位。躯体近端的颈、脊柱、肩、骨盆、胸骨
柄、肩胛骨等;肢体远端的指、趾、腕、踝等。是从外周施加
刺激,使患者得到正确的感觉反馈,反复形成刺激神经回
路,进而通过重新建立正常神经反射弧或神经旁路建立新
的神经反射弧,神经信号再输出达到神经功能重组而改善
神经功能障碍。一般要求鲍巴氏疗法每天训练 2～3 次,每

次 1～2 h，坚持 3 个月以上。

2.2 中风后适合鲍巴氏神经康复疗法的患者

2.2.1 适合居家进行鲍巴氏神经康复训练的患者

中风患者可能会在住院期间开始接触学习鲍巴氏神经康复疗法，大多数中风患者出院后全身情况稳定，有一定理解能力，能够配合执行指导，存在相应神经功能缺损和能力障碍，需要居家坚持连续的鲍巴氏神经康复训练。

2.2.2 居家进行鲍巴氏神经康复训练的原则

中风后神经康复是中风整体防治的有效组成部分，越早开始神经康复治疗，就越有可能恢复失去的能力和技能，一般中风后 2 周患者神志清楚就可以开始进行鲍巴氏神经康复训练。

中风后神经康复的目的是帮助患者重新学习在中风时脑部失去的功能，中风后鲍巴氏神经康复训练可以帮助患者重新获得独立性，改善患者的生活质量。参加系统性神经康复训练比没有系统性神经康复训练的患者恢复更好。

居家进行鲍巴氏神经康复训练同时需要合理饮食，控制危险因素，适度运动，循序渐进，不要强求。

2.2.3 开始鲍巴氏神经康复训练的最佳时间

中风后神经康复的开始时间取决于患者中风发生发展和相关并发症的严重程度。有些中风患者恢复得很快，但大多数中风患者需要相应的长期居家进行鲍巴氏神经康复训练。总的来说，鲍巴氏神经康复训练应该尽早，大多数患者在急性脑梗塞后 2 周、意识清楚及影像学未见脑水肿时开始，鲍巴氏神经康复训练应持续尽力到位，配合神经康复药物治疗等，对康复效果最大化有帮助。

2.3 患者房间的布置和在床上的正确体位

2.3.1 正确布置患者的房间

中风后，患者常有忽视病侧的倾向，如不经常提醒，患者便可能废弃病侧的使用，久而久之，病侧由于缺乏锻炼，最终可能造成残疾。因此，最好把患者的床头柜以及日常用的必需品都放在病侧一边，迫使患者的健手跨越身体到对面病侧的一边取物品，以此随时唤起患者对病侧的注意。

为使读者便于阅读与理解，书中插图将病侧肢体涂为灰黑色。

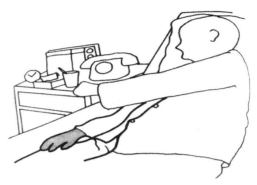

图 1　患者健手跨身体取物

2.3.2　增加患者对病侧的关注

　　家属和医务人员应当总是靠近患者的病侧，一有机会就积极触碰和按摩患者的病侧，并鼓励患者尽量使用病侧，以增加患者对病侧的关心和注意。

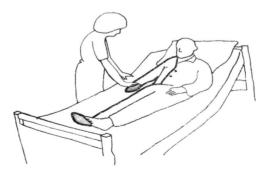

图 2　家属和医务人员靠近患者病侧

2.3.3 在患者病侧照料患者

家人和所有照护人,应尽量从患者的病侧接近患者,以便引起患者对病侧的注意。同时应帮助患者尽量使用病肢,克服以健侧上下肢替代病侧上下肢的习惯。

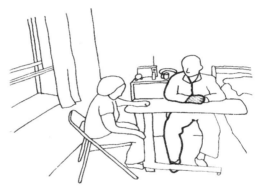

图 3 从患者病侧接近患者

2.3.4 认识中风患者的异常姿势

中风后的异常姿势常见以下特点:

• 上肢姿势:肩部下沉后缩,上臂内旋,屈肘,前臂在胸腹前,垂腕,手指屈曲,呈握拳状。

• 下肢姿势:病侧骨盆上抬,下肢外旋,髋、膝关节伸直,脚掌由向下变为向后,脚由脚跟着地变为脚跟离地与脚尖着地。

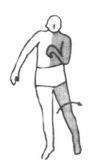

图 4　中风患者的异常姿势

2.3.5　矫正患者的异常姿势

矫正患者异常姿势的要领如下：

• 上肢应采取肩部上抬和前挺，上臂外旋稍离躯干侧面，肘与腕部都伸直，掌心向上，手指伸直并分开。

• 下肢应采取骨盆和髋部前挺，大腿向内夹紧并内旋，膝关节微屈并向内，脚掌尽可能向下不向后，足跟尽量不离地或少离地，足尖尽量抬起不下点。

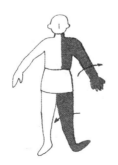

图 5　矫正患者的异常姿势

2.3.6 患者正确的仰卧姿势

患者正确仰卧姿势的要领如下：

• 保持对抗异常姿势的体位，如图 6(1)。防止或避免没有矫正的异常姿势，如图 6(2)。掌心向下时，手腕应略微抬起，大拇指与其余四指用布卷或纸卷隔开，如图 6(3)之"〇"为正确姿势，"×"为错误姿势。

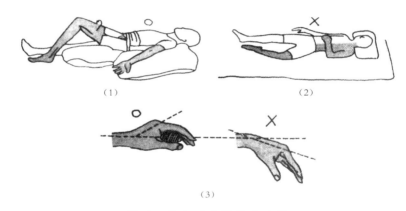

（1）　　　　　　　　　　　　　　　（2）

（3）

图 6　患者正确的仰卧姿势

2.3.7 患者正确的病侧侧卧姿势

正确朝向病侧卧的要领如下：

• 病侧肩向前，不能向后。病侧肘伸直。病侧手指张开，掌面朝上。

• 健侧下肢在前，稍屈膝，病侧下肢在后，屈膝，脚掌和小腿尽量保持垂直。

图 7(2)与图 7(1)有些不同,图 7(2)健侧髋关节、膝关节屈曲,膝下垫一个枕头,可以更加舒适,病侧下肢自然伸展位。

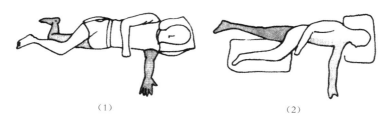

（1） （2）

图 7　正确的病侧侧卧姿势

2.3.8　患者正确的健侧侧卧姿势

正确朝向健侧卧的要领如下:

· 病侧肩向前伸,肘伸直,不能垂腕。

· 病侧髋前伸,屈膝,下肢不能外旋,脚掌与小腿尽量保持垂直。

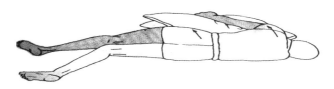

图 8　正确的健侧侧卧姿势

2.4　患者的床上训练活动

2.4.1　正确的翻身动作

能伸肘的患者,最好用图9(2)所示的伸肘摆动翻身法:

• 伸肘。双手十指交叉,双掌对握,如图9(1),病侧手的拇指一定要放在健侧手的拇指上方。屈膝。先将伸握的双手摆向健侧,再反方向地摆向病侧,借摆动的惯性翻向病侧。

不能伸肘或一时伸不直的患者可用图9(3)所示的健腿翻身法:

• 屈肘,用健手前臂托住病肘。将健腿插入病腿下方。在身体旋转的同时,用健腿搬动病腿,翻向健侧。

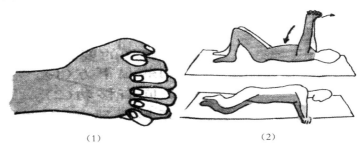

(1)　　　　　　　　　　　　(2)

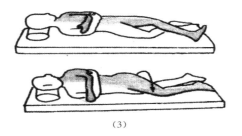

（3）

图 9　正确的翻身动作

2.4.2　患者在床上向两侧移动的方法

患者在床上向健侧移动的要领如下：

· 先将健足伸到病足下方，如图 10（1）。

· 用健足勾病足向健侧右边移动，如图 10（2）。

· 用健足和肩支起臀部，同时将下半身移向健侧右边，如图 10（3）。

· 臀部右移完毕后，再慢慢将头移向健侧右边，如图 10（4）。

患者在床上向病侧移动的要领与此类似，方向相反。

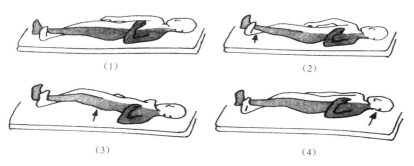

（1）　　　　　　　　　　　　　　（2）

（3）　　　　　　　　　　　　　　（4）

图 10　患者在床上向两侧移动的方法

2.4.3 患者在床上的搭桥训练

在床上作搭桥训练的要领和好处如下：

• 用健侧上下肢带动病侧上下肢活动。抬起臀部，可便于放入便盆等用品。抬起躯干，增加对肩的压力，迫使肩向前、上臂外旋，可对抗异常的肩退缩和上臂内旋。用足撑推床，有助于翻身等，如图 11（1）。

• 起初患者不一定能自主抬起臀部，此时可按图 11（2）所示，一手按住患者的两脚，另一手托起患者的臀部，帮助患者完成搭桥训练。

这样的搭桥训练可促进肌痉挛的正常化，提高运动的随意性，从而改善生活能力，有利于神经功能障碍的进一步康复。

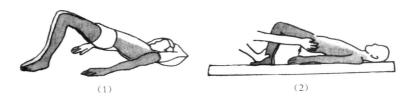

（1）　　　　　　　　　　（2）

图 11　患者在床上的搭桥训练

2.4.4 患者在床上的躯干活动

患者在床上作躯干活动的要领和好处如下：

• 髋部与肩部作反方向运动。头肩向左，下肢与髋向右，如图 12(1)(2)之上图。头肩向右，下肢与髋向左，如图 12(1)(2)之下图。

• 可由家人帮助，或由患者自己的健腿带动病腿来翻转。为使两下肢的动作一致，可在两膝间夹一块厚塑料海绵或一本软皮书。

这样的髋部与肩部反向活动对减轻躯干肌肉痉挛很有好处。

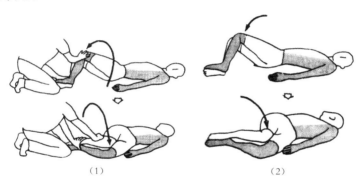

图 12　患者在床上的躯干活动

2.5　防止上下肢畸形的训练

2.5.1　认识中风患者的上下肢畸形

中风患者上下肢的畸形常有如下特点：

• 与正常肩部形态图 13(1)相比，中风后的肩关节常呈半脱位,如图 13(2)之箭头所示,肩关节处内凹,骨缝间隙明显增大,上肢下垂,上肢总长度大于正常。

• 肘、腕、指痉挛形成典型的抱礼帽(虚线)姿势,如图 13(3)。呈典型的脚尖着地,脚跟离地的垂足状,如图 13 (4)。脚趾呈屈曲状,如图 13(5)。

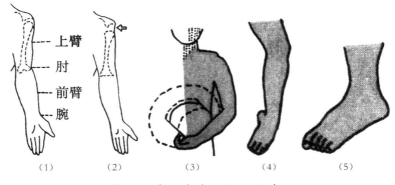

图 13 中风患者的上下肢畸形

2.5.2 防止肩部畸形的被动运动

不是患者主动完成,而是由他人帮助完成的运动称为被动运动。肩部被动运动常有两种,它可防止肩部下沉、退缩、脱位、肩痛和肩关节挛缩。被动运动一般每天做 2～3 次,每次 10～20 min。以下被动运动同样要求。

第一种:将患臂垂直指向天花板。用右手放在患者腋下,将其病侧肩部推向前上方。用左手握住患者的病侧前臂,将患者病侧上肢轻轻提起,但不要用力牵拉,如图 14

（1）。

第二种：右手持患者前臂，将其病侧上肢沿箭头方向外展。左手在患者腋下将病侧肩部上托，如图 14（2）。

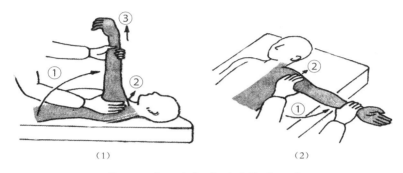

（1）   （2）

图 14　防止肩部畸形的被动运动

2.5.3　防止手臂和肘部畸形的被动运动

上臂和肘部的被动运动要领是：

• 一只手握住患者病侧手腕，另一只手托住患者病侧腋下，帮助患者屈肘举臂并外旋，如图 15（1）之①，再收臂内旋，如图 15（1）之②。

• 按图 15（2）所示，一只手握住患者病侧手腕，另一只手固定患者病侧上臂放在床上，帮助患者病侧肘关节伸直，如图 15（2）之②，再肘部屈曲，如图 15（2）之①。

注意：先按图活动健侧，确定最佳活动范围；再活动病侧，不得超过健侧活动范围或图 15（1）中虚线所示范围。

一旦患者感觉疼痛应立即停止运动。各部位的活动次数，以每天 2～3 回，每回 5 次以上为宜，每次 10～20 min。上述原则适用于所有被动运动。

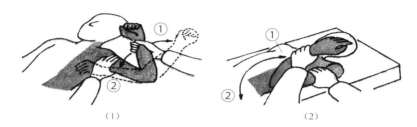

（1）　　　　　　　　　（2）

图 15　防止手臂和肘部畸形的被动运动

2.5.4　防止手腕畸形的被动运动

患者病侧腕部被动运动的要领如下：

• 双手握住患者病侧手和腕部，使其手指屈曲，如图 16（1）虚线。双手分握患肢前臂和手，作腕部屈伸动作，如图 16（2）。屈腕时同时屈指，伸腕时逐渐伸直手指。屈伸被动运动从病侧瘫痪位开始，应充分运动。

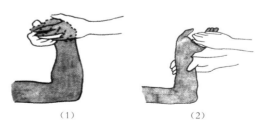

（1）　　　　　　　　　（2）

图 16　防止手腕畸形的被动运动

2.5.5 防止手指畸形的被动运动

手指被动运动的要领如下：

• 将患者的四个手指伸直并握住，拇指抵住手背，手背向上活动指掌关节，如图 17(1)。

• 左手握住患者的拇指，左拇指抵住患者的手背，另手捏住患者四指的末节，活动患者的手指，如图 17(2)。

• 双手分别握住患者病手四指与拇指，活动拇指掌指关节，如图 17(3)。

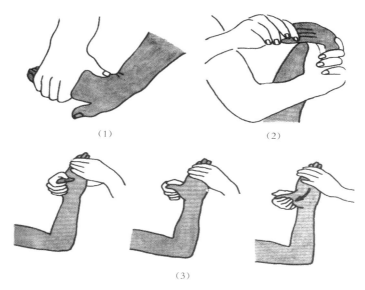

（1）　　　　　　　　　　　（2）

（3）

图 17　防止手指畸形的被动运动

2.5.6 防止足部畸形的被动运动

患者病侧足部被动运动的要领如下：

• 双手分别插入患者病侧小腿足跟及近膝部，稍托起，如图 18(1)。

• 将托患者膝部的手抽出，按住患者小腿前部，另一手四指托住患者足跟，前臂抵住足掌，如图 18(2)。

• 按住小腿的手沿箭头方向推患者小腿，左手握住足跟，左前臂抵住患者前脚掌，沿箭头方向加压，力度以不引起明显疼痛为佳，维持数秒钟，以牵引推压足后跟，如图 18(3)。

手法要柔和，用力均匀。

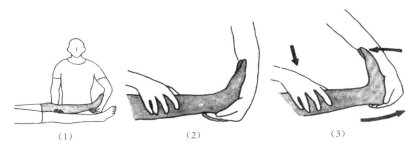

(1) (2) (3)

图 18　防止足部畸形的被动运动

2.5.7 防止足趾畸形的被动运动

患者病侧足趾部被动运动要领如下：

双手分别握住患者病足的足心及足趾,屈曲足趾,如图 19(1)。伸五趾,如图 19(2)。来回屈伸,动作柔和,切忌粗暴。

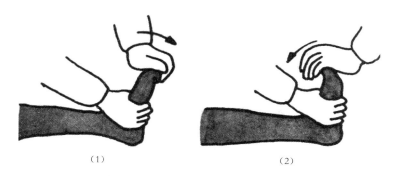

(1)   (2)

图 19　防止足趾畸形的被动运动

2.5.8　患者上肢的主动辅助活动之一

家人不在时,患者可利用自己的健侧带动病肢活动。由于活动是患者自己发动的,故名主动;又由于是健肢帮助病肢完成的,故名主动辅助活动。

常用的上肢主动辅助活动(简称鲍巴氏握手),康复训练要求完整连续性,持续时间依据患者体力,每天做 2～3 次,1 次连续 0.5 h 到 1 h。其要领如下:

健肢在胸前握住病肢的手,十指交叉,如图 20(1)。用健肢带动病肢,在胸前伸肘上举,如图 20(2)。用健肢带动病肢,慢慢放下双臂置腹前,如图 20(3)箭头。

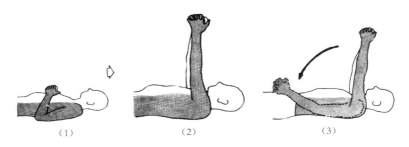

图 20　患者上肢的主动辅助活动之一

2.5.9　患者上肢的主动辅助活动之二

另一种常用的上肢主动辅助活动,其要领如下:

· 用健手握住患肢的手腕。用健臂带动患肢,在胸前伸肘上举过头,如图21①。

· 边屈肘,边放下两臂,放置头顶,如图21②。

· 再以健臂带动患肢,在头前伸肘上举,如图21③。

以健臂带动病臂,将双臂放回胸前并屈肘,如图21④。

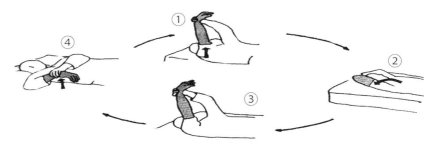

图 21　患者上肢的主动辅助活动之二

2.5.10 患者肘部的主动辅助活动

肘部主动辅助活动的要领：

用健手握住病侧前臂，向前上提，带动患臂屈肘。再用健肢带动患臂伸肘。

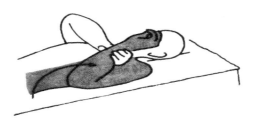

图 22 患者肘部的主动辅助活动

2.5.11 患者腕和手的主动辅助活动

腕和手部的主动辅助活动，每个动作可以单独完成，也可连续进行，一般每次每个动作 10～20 min，每天 2～3次。举例如下：

• 健手握住病手依腕关节进行向前和向后旋转动作，如图 23(1)。

• 健手握住病手四指，将患手掌心向上，用健手按压病手作伸腕动作，如图 23(2)。

• 健手捏住病手拇指，带动病手拇指作不同方向的旋转或屈伸动作，如图 23(3)。

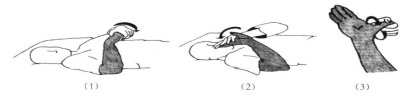

（1）　　　　　　（2）　　　　　　（3）

图 23　患者腕和手的主动辅助活动

2.6　从床上坐起到坐座椅的训练

2.6.1　辅助式翻身起坐训练

辅助式翻身起坐即从床上坐到床沿的训练,其要点如下:

• 家人在患者健侧扶住患者双肩,患者健侧下肢插入病侧小腿的下方,如图 24(1)。

• 在家人帮助下,患者健腿带动病腿向健侧翻身,并用健肘支起上身,如图 24(2)和图 24(3)。

• 在家人扶持下,患者用健腿把病腿勾到床边,并垂于床沿,然后用健肢支撑坐起,如图 24(4)。

• 切记不能硬拉病手。

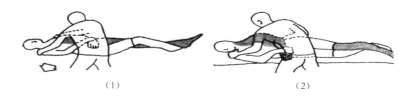

（1）　　　　　　　　　　（2）

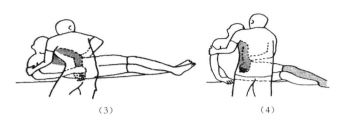

（3）　　　　　　　　　（4）

图 24　辅助式翻身起坐训练

2.6.2　蹲式扶起训练

患者如在康复中心地垫上训练,家人需蹲在患者健侧操作如下:

- 家人蹲下,双手托住患者双肩,如图 25(1)。

- 就势将患者拉向家人一侧并逐渐扶起,到患者能用健肘支住上身,如图 25(2)。

- 继续用力扶直患者上身,到患者能用健手支住上身为止,如图 25(3)。

切记不能硬拉患者病手。本法适用于健侧下肢力量较差,不能插入病腿后方勾动病腿,或在地垫上而不是在床上起坐的患者。

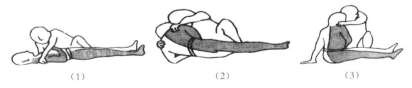

（1）　　　　　　　　（2）　　　　　　　　（3）

图 25　蹲式扶起训练

2.6.3　患者床上坐稳的正确坐姿训练

在床上坐稳的正确姿势要求：

• 患者端坐时背后应加垫棉被、枕等物品，使上身维持舒适位置，并有稳定的依靠。

• 下肢自然伸直。

• 上肢两手相握，十指交叉，健指在病指下方，伸肘自然地将前臂和手放在胸前床桌上（或不用床桌）。

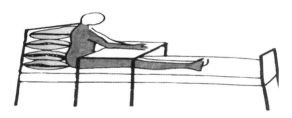

图 26　患者床上坐稳的正确姿势

2.6.4　患者从床上坐到椅子上的有助训练

先照 2.6.1 的方法帮患者坐到床沿，双足着地。家人或康复师再给以下帮助：

• 椅子放在患者健侧。

• 面对患者，双足站稳抵住患者双足，用膝顶住患者病膝，以免滑脱或因膝无力而跪倒，如图 27（1）。

• 双手搂住患者腰部，帮助患者站起，并向健侧移动，使其重心落在健腿上，并以此为轴转向健侧，使其臀部对准椅面，如图27(2)。

• 帮患者慢慢坐到椅子上，如图27(3)。

• 如果患者健手可以活动，可让其扶住椅面以增加稳度和安全感。

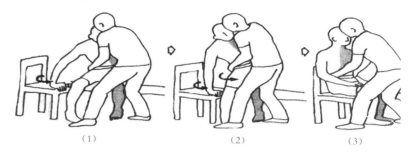

（1）　　　　　　　（2）　　　　　　　（3）

图 27　患者从床上坐到椅子上的有助训练

2.6.5　患者自己从床上坐到椅子上的训练

患者自己从床上坐到椅子上的要领如下：

• 患者坐到床沿，双足着地。椅子侧位放在患者健侧。患者健足适当内旋，如图28(1)。

• 健手扶住椅面或外侧扶手，伸肘支撑躯干趁势站起，重心落在健腿上，并以此为轴向健侧旋转，使臀部对准椅面，慢慢坐到椅子上，如图28(2)。

• 如非扶手椅，健手可支托在椅子的一角上，如图28(1)之下图。

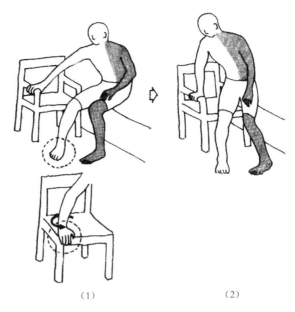

（1）　　　　　　　　　　　（2）

图 28　患者自己从床上坐到椅子上的训练

2.6.6　患者在坐位稳定时的前后平衡训练

中风患者想要坐稳不倒，首先应进行坐位时的前后平衡训练，其要领是：

- 扶患者坐在靠背椅上。
- 患者前臂互抱于胸前，如图 29（1）。
- 让患者慢慢前倾，或由家人拉住其双肘引导前倾，直到将倒而未倒为止，如图 29（2）。
- 让患者慢慢恢复到正常坐位，反复训练。

• 直到将患者轻轻推前推后都不会倾倒为止。

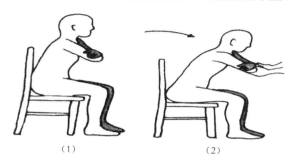

图 29　患者在坐位稳定时的前后平衡训练

2.6.7　患者坐位稳定时的左右平衡训练

坐位时的左右平衡训练也是患者为坐稳所必须进行的训练。其要领是：

• 患者端坐靠背椅上，前臂互抱放置胸前，健手托在病手下面，如图 30(1)。

• 在家人监护下，患者将上身倾向一侧，重心也逐渐移至该侧下肢，直到将倒未倒为止，然后逐渐恢复到正中位，如图 30(2)。

• 继而向另一侧倾去，操作要领同上，如图 30(3)。左右往返做平衡训练。直到从左方或从右方轻推患者都不会倾倒为止。

本法必须有家人或医务照护人员在场保护，以免倾倒摔伤。

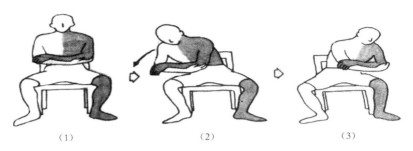

（1）   （2）   （3）

图 30   患者坐位稳定时的左右平衡训练

2.6.8   患者在椅子上坐位稳定时的正确坐姿训练

在椅子上坐的正确姿势常取下述两种：

• 静坐时，患者端坐扶椅内，健肘搁在扶手上，病手抱个软垫，双足平放着地，如图 31（1）。

• 若要进行一些活动时，可双手相握，十指交叉，健指在病指下，伸肘，躯干前倾。疲劳后可坐直、屈肘，如图 31（2）。

• 两种姿势交换使用。

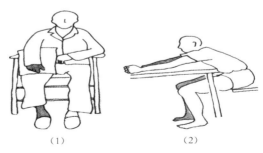

（1）   （2）

图 31   患者在椅子上的坐姿训练

2.7　病手和上肢的神经康复训练

2.7.1　肘伸开训练

　　病手大多数能在中风后 3～4 个月之内逐步自己部分恢复。因此在中风后 4 周内应积极训练病手,往往能够促进更早更多的功能康复。除 2.5 介绍的怎样防止上肢畸形的训练外,可用下法,使肘伸开。其要领如下:

　　• 患者病侧卧位。在病侧上臂中部后方放置一个橡皮卷或粗布包裹的橡皮管,如图 32。

　　• 患者用健手提起病手,突然放下,让病侧上臂撞击在橡皮卷上,反复多次,能帮助伸肘。

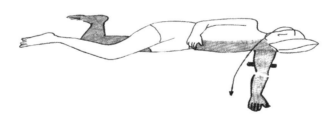

图 32　肘伸开训练

2.7.2　伸屈肘的训练

　　最常用的伸肘屈肘练习有:

　　• 推拉模具法:在一木块下面装四个小滑轮,上面按一个把手,患者将病手插入把手中,在桌面上推拉模具,即可达到肘部伸屈的训练要求,如图 33(1)。

• 磨光板面法:原理同上,只是将滑轮换成砂纸,如图 33(2)之①,光滑的桌面改为待加工磨光的板面,以此劳作增加患者训练的兴趣和意义,如图 33(2)之②。

• 患者开始训练时伸不开肘,家人可拍打患者上臂的后方,以帮助其伸肘。

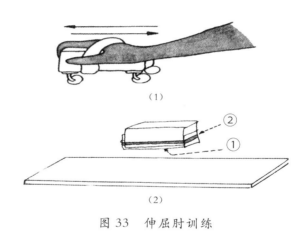

（1）

（2）

图 33　伸屈肘训练

2.7.3　侧倾身体以负重训练病手

侧倾身体使病手受力是最简便有效的病手负重训练方法。其要领如下:

• 将积木、骨牌、扑克牌等放在病侧小桌上。

• 身体向病侧倾斜,将病手支在椅面上。

- 转身前倾去摆弄病侧小桌上的物品,此时躯干重心自然移至病手。

- 病手负重时的压力感可唤起患者对病肢的注意,不仅有利于康复,还可防止骨质疏松。

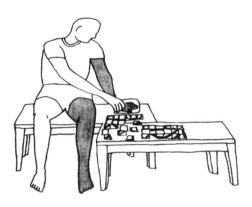

图 34　侧倾身体以负重训练病手

2.7.4　肘支托法以负重训练病手

为了增加病手负重的机会,可以做捡拾小件物品的活动。其要领如下:

- 患者坐在桌前,用病侧肘部和前臂放在桌面上支撑身体。

- 用健手使镊子,捡拾小件物品(如铅字等)。

- 利用患者专心注目和捡拾物品时,躯干自然侧倾的特点,将重量加在支撑着的病侧肘部和前臂上。

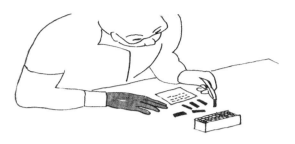

图 35　肘支托法

2.7.5　病侧上肢支托负重训练

除前面介绍的方法外,直接用病侧肘部和前臂支托上肢重量,同时用病手玩弄骨牌、扑克牌或做其他游戏,也是极好的使病肘和臂部负重的方法。

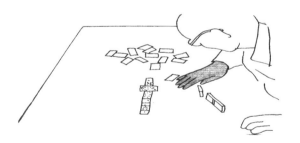

图 36　病侧上肢支托负重训练

2.7.6　健手带病手的训练

一种是玩握手推球(或圆筒)游戏,其要领是:

• 患者双手相握,十指交叉,健指在下。

• 用相握的双拳推动圆球,如图 37(1),或圆筒,如图 37(2),由家人用同样方法将球或圆筒推回,以完成健手带动病手的活动,有利伸肘和屈肘。

• 在球或圆筒内可填充沙子,增加其重量,以增加运动量。

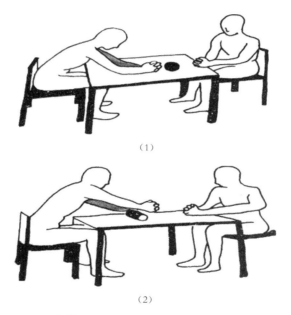

(1)

(2)

图 37　健手带病手训练——握手推球(或圆筒)游戏

另一种是用圆木柱或易拉罐标上符号代替棋子,患者同时用双手握持、移动棋子,进行下棋游戏,这是让健手带动病手活动的好办法。

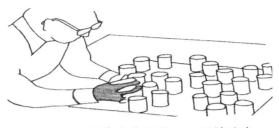

图 38　健手带病手训练——下棋游戏

2.7.7　病手的敏感性训练

　　拿烫的东西手会退缩,针刺手时手会躲开,这说明热或针刺的感觉能引起运动反应。中风后的手不能动,如向患者不断提供各种刺激,激发病手对此的感觉,有利于以后引起运动反应,利于康复。

　　• 方法是,在盘中放上直径不同的滚珠;表面粗糙不同的百洁布、砂纸、绒布或麻布;质地不同、软硬不一的物品等,让患者用病手触摸,可有助于感觉功能的早日恢复。

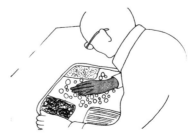

图 39　病手的敏感性训练

2.7.8　伸指训练

中风患者伸指常有困难,帮助伸指的练习介绍如下:

• 冰水浸手:由家人用双手掰开患者病手的四指与拇指,一起浸入冰水中 3 s 左右,再提出水面数秒钟,如是反复三四次,可帮助患者伸指,如图 40(1)。

• 掌面拉刷:让患者病手抓握住刷奶瓶的刷子有毛端,家人抓住刷把将刷子从患者病手食、中指间拉出,再放回原位,如此反复多次,也可帮助患者伸指,如图 40(2)。

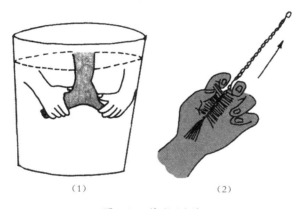

（1）　　　　　　　　（2）

图 40　伸指训练

2.7.9　伸腕训练

下面列举两种家庭常用的伸腕活动:

• 将患者病手放于桌面,拇指在上,小指在下,腕稍屈。

在掌背部放一杯子,让患者伸腕推开杯子,如图 41(1)。

•患者坐在矮凳上,用病手手背推动面前的球去撞击前方排列着的目标物,如各类易拉罐或饮料瓶等,如图 41(2)。

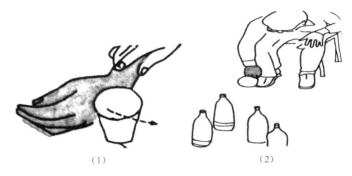

(1)   (2)

图 41   伸腕训练

2.7.10 抓握训练

下面列举两种练习抓握的活动:

•待患者手指有抓的动作时,可让其用病手抓握网球或儿童玩的小皮球,像打保龄球那样撞击放在前方的大号饮料瓶子,如图 42(1)。

•患者端坐在椅子上,病侧靠桌沿,健侧放一小桌,上置若干易拉罐或直径相近的药瓶等。转身用病手拾起小桌上的小罐(瓶),再转身放到大桌上,并排成"人""大""十"字等各种形状。这是一项有趣而有益的运动,既可练手又可练躯干,如图 42(2)。

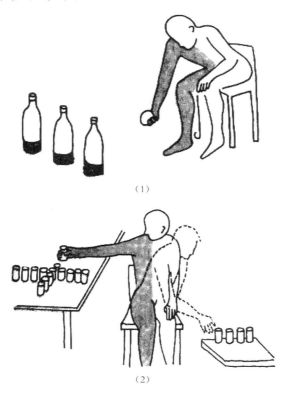

（1）

（2）

图 42　抓握训练

2.7.11　旋后训练

　　将前臂外旋到手掌朝上的动作,医学上称为旋后,这是中风后手较难做的动作,训练方法有:

　　• 让患者握一只长圆柱形的塑料瓶,瓶盖朝上。令患者沿箭头做旋后动作,使瓶盖触及桌面或尽量靠近桌面,如图 43(1)。

• 在病手手背侧放一球形面团或橡皮泥,让患者沿箭头方向旋后,用手背把面球压扁,如图 43(2)。

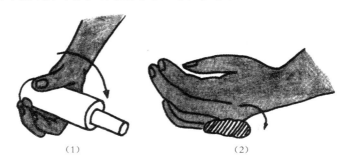

　　（1）　　　　　　　　　　（2）

图 43　旋后训练

为使旋后练习变得更有兴趣,也可让患者把背面朝上的扑克牌逐一翻成正面朝上,患者可一面玩牌,一面练习旋后动作,如图 44。

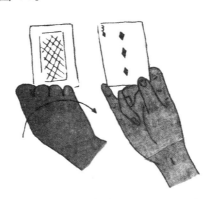

图 44　翻扑克牌练习旋后运作

2.7.12　拇指与其他四指的配合训练

练习拇指与其他四指对合动作的要领是：

· 不仅要练拇指与小指的对合，还应练习拇指与其他三指的对合。必要时可用健手予以帮助，如图45(1)。

· 可以用拇指与任何一指的对合捡起小物件，如椅腿塑料套管或小瓶等，以提高练习兴趣和检验对合能力，如图45(2)。

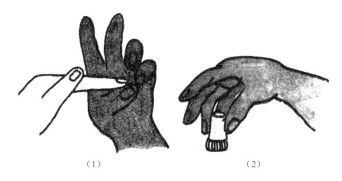

(1)　　　　　　　　　(2)

图 45　拇指与其他四指的配合训练

2.7.13　持杯和倒水动作训练

持杯、倒水是日常生活最基本的动作之一，可分步进行练习：

· 先练一手抓拿空杯，如图46(1)。

· 再练正常的由杯子侧面持握杯子的方法。

• 然后,练左右两手轮流向对方杯子倒水的动作,如图
46(2)。

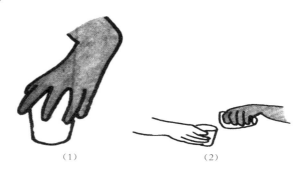

（1）　　　　　　　　　　　　　（2）

图 46　持杯和倒水动作训练

2.7.14　手、肩和肘的同步活动训练

患者自己或与家人玩扑克牌游戏是个极好的办法。
用病手发牌,边将牌由背面翻向正面,逐个放到牌垛上,既
练习了手的旋后动作,又活动了肩和肘。

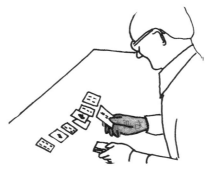

图 47　手、肩和肘的同步活动训练

2.7.15　手的复杂动作训练

中风患者手功能的康复是由简单到复杂,在以往功能训练的基础上逐渐使动作复杂化,达到功能累积替代的效果。可供选用的活动有:

• 拾物动作:将小纸片或塑料片放在健侧肩部的不同部位上,用病手去取不同部位的小纸片,这就是一组较复杂的活动。

• 用筷子就餐,夹取远、近、左、右碗里的各种性状的食品,送进口中,这更是一组复杂的动作。

• 写字当然是手的精细动作。

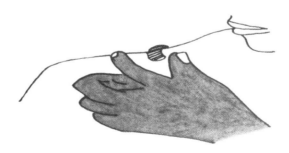

图 48　手的复杂动作训练

2.7.16　病手正确摆放训练

• 病手不动用时,应把肘、前臂和手都放在桌上,掌心向下,如图 49(1)。

- 切记不能任其自然地将指、腕、肘部呈现挛屈状态放在胸前,如图 49(2)之×。

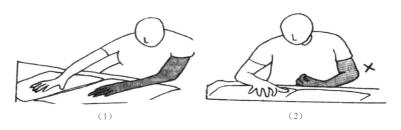

(1)   (2)

图 49   病手的正确摆放训练

如果病手不仅不能配合训练,相反还碍事的话,可以用三角巾将病臂包裹并挂在胸前。但不能长期包裹,防止上肢挛缩。

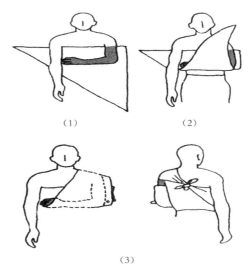

(1)   (2)

(3)

图 50   用三角巾包裹病臂

2.8　从坐到站的康复训练

2.8.1　帮助患者站起的训练

　　家人用膝抵住患者的病膝以防滑脱，一手托住患者病侧上肢的肘部，一手扶住患者的腰背部，让患者健手搭在家人肩上扶持患者站起。

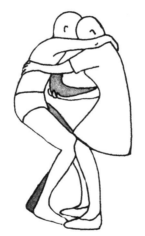

图 51　帮助患者站起的训练

2.8.2　借助家具站起的训练

　　借助家具站起是较实用的办法，最常借助的家具有：

- 凳子：双手按在凳上慢慢站起，如图 52（1）。
- 桌子：两手十指交叉相握，连肘带腕放在桌面上，支住上身重量,再双手按在桌面上,逐渐伸肘,全身站起,如图 52(2)。

- 此外,还可借助床架、椅背等物慢慢站起。

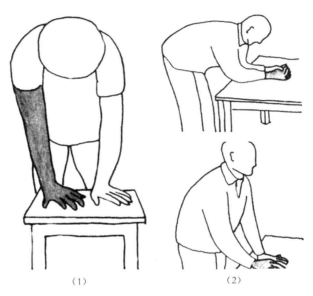

（1）　　　　　　　　　　（2）

图 52　借助家具站起的训练

2.8.3　患者自己站起的训练

患者能够完成以上各种康复训练项目后,可以进行单独起立训练如下:

- 双足分开(肩宽)平放在地,病足稍后,以便负重,双手十指交叉相握,病指在上。双肘前伸,如图 53(1)。

- 继续前倾上身,使重心逐步前移,臀部离开椅面,双腿同时用力慢慢站起,如图 53(2)。

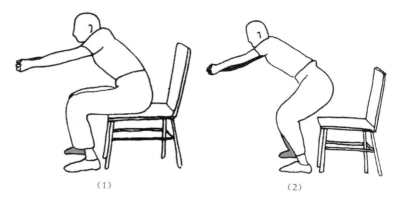

(1)　　　　　　　　(2)

图 53　自己站起的训练

2.9　行走和上下楼梯与汽车的训练

2.9.1　行走前的准备训练

不要忙着走,行走之前要先活动髋、膝和踝部。

· 先明确髋、膝和踝关节的伸屈方向,如图 54(1)。

· 患者仰卧,双手十指交叉相握,病指在上,伸肘上举双臂。

· 家人一手持患者踝部,使其病足背曲,如图 54(2)之①。另一手使其膝屈曲,如图 54(2)之③,同时使其膝内收,如图 54(2)之②。

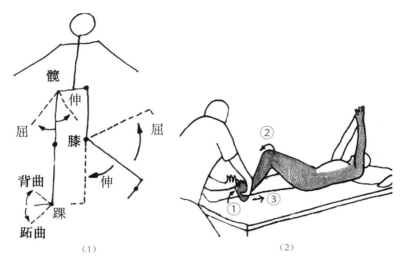

图 54 行走前的准备训练

2.9.2 髋、膝、踝关节的强化训练

强化训练髋、膝、踝关节的方法有：

• 让患者的病腿垂在床边，家人握住病足，沿箭头图 55(1)之②的方向推使膝弯曲，再沿箭头图 55(1)之①推，即可屈髋，如图 55(1)。

• 让患者的臀与病侧大腿平放于床上，病侧小腿悬置床边，握住病足，沿箭头图 55(2)之②的方向推，以助屈膝；再牵膝向下，使大腿部沿箭头图 55(2)之①的方向活动，有利于伸髋，如图 55(2)。

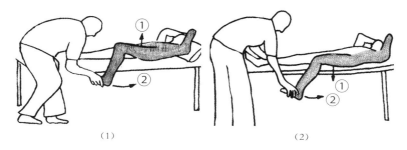

（1）　　　　　　　　　　　　（2）

图 55　髋、膝、踝关节的强化训练

2.9.3　被动屈膝训练

通常情况下,仰卧位有利于腿的伸展,俯卧位有利于腿的屈曲。所以屈膝困难者可选择俯卧,家人握住病腿踝部帮助做屈膝练习,一般每天做 2～3 次,每次 10～20 min,训练宜逐步提高力度和速度,不引起患者疼痛不适为佳。

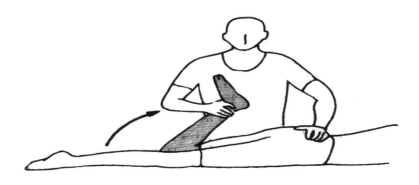

图 56　被动屈膝训练

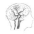

2.9.4 髋、膝、踝关节的主动训练

在进行过 2.9.3 的练习以后,可做以下进一步的练习:

• 屈髋、屈膝,如图 57(2)之①。

• 把屈起的病腿伸直,如图 57(2)之②,放下,如图 57(2)之③。

• 双下肢伸直分开,如图 57(3)之②,收拢,如图 57(3)之①,在图 57(3)之②的位置上使足尖向外上翘,如图 57(3)之③。

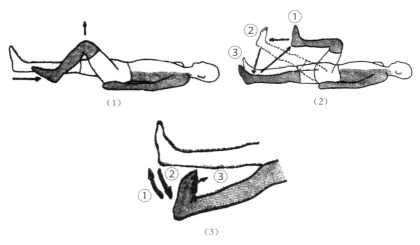

图 57 髋、膝、踝关节的主动训练

2.9.5 双手双膝四点跪立训练

髋、膝动作在步行中十分重要,初练时用单髋单膝支

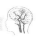

撑身体也许不够稳定,可采用双手双膝着地的四点跪立姿势。用这种安全的姿势先练习用膝走路的动作,训练成功后站起来走路就容易得多。小孩的运动能力也是从翻身→爬→跪→站而逐步发展的,"爬"也是中风患者康复过程中学会站立走路的常规经历步骤。爬时可向前进也可向后退;身体可以向左或向右摇,如图 58(1)之①、②或向前和后摇,如图 58(2)之①、②。如果患者伸肘有困难,难以支撑上身的话,家人可以帮助,如图 58(3)。

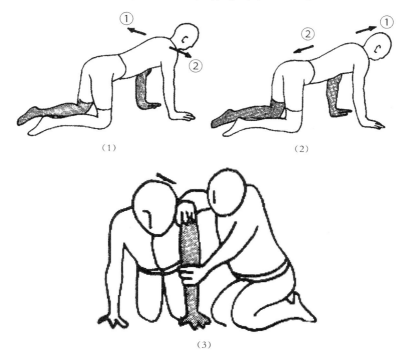

图 58 双手双膝四点跪立训练

2.9.6 四点跪立训练后的强化练习

当四点跪立稳定之后，可以进行以下练习：

• 举起病手成三点跪立，如图 59(1)。

• 举起健手成三点跪立，如图 59(2)。如果病手支不住身体，家人应予帮助，如图 59(3)。

• 同时举起健手与病腿成二点跪立，如图 59(4)。

• 同时举起病手与健腿成二点跪立，如图 59(5)。

注意：上述活动对身体过重、有关节炎或关节骨质增生的患者较困难，不能勉强，如不能进行，应该放弃。

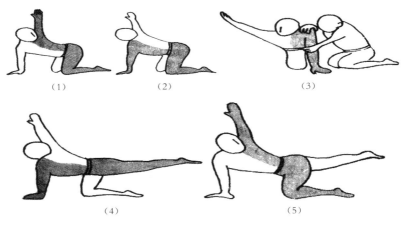

(1)   (2)   (3)

(4)   (5)

图 59　四点跪立训练后的强化练习

2.9.7 单膝跪、双膝跪和用双膝行走训练

单膝跪、双膝跪和用双膝行走，是从爬到走的发展过

程,需要在家人和/或康复师帮助下进行训练,其练习
要领:

• 先由家人帮助其单膝跪,如图 60(1)。

• 再变成双膝跪,并由家人一手搂住患者的腋部,另一
手托住病手,帮助患者做前后左右的平衡训练,直至能自
行跪稳为止,如图 60(2)。

• 双膝跪立平衡训练成功后,由患者试着双膝走路,如
图 60(3)。可以由慢到快,由直线到曲线或横向行进。

切记不能拉扯患者的病手。

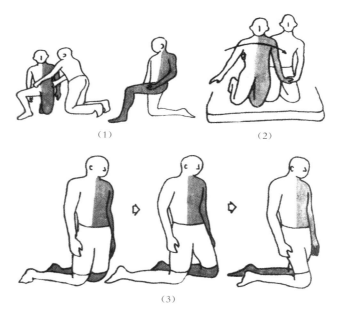

（1）　　　　　　　　　　　　（2）

（3）

图 60　单膝跪、双膝跪和用双膝行走训练

2.9.8 防止足尖下垂的训练

如经过其他各种训练,足仍不能自动背屈,致使走路时足尖下垂,必须加以矫正。方法如下:

• 在足底托一托板(厚纸板亦可),用绷带固定,将绷带两头交叉向上提,并环形包扎在小腿上方,把足提到与小腿垂直的位置上,即足背与小腿成90°,如图61(1)。

• 取两条旧皮带,剪断,有扣的端环绕于大腿下方,如图61(2)之①。如膝关节有问题也可置于小腿上方,如图61(2)之②。在鞋上缝一钥匙环,将另一皮带穿过环扣好,此皮带尾端缝在环形皮带的正前方,垂直皮带的长度以能保持足与小腿相垂直为准,如图61(2)之③。

这样有利于矫正足尖下垂,也可防止踝关节挛缩。

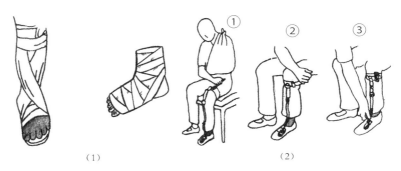

(1)　　　　　　　　　　　　　　(2)

图61　防止足尖下垂的训练

2.9.9 站立位的平衡训练

用双膝跪行成功后,就要练习用足站立与行走。开始用足站立时,由于掌握不好平衡会发生跌倒,这是很危险的,必须防止。因此,练习站立位的平衡很重要。其方法如下:

• 训练前患者可进行重心转移练习,即重心在健侧腿和病侧腿之间移动,重心移动不超过 2.5 cm,重心能在病侧腿保持 15 min 后开始侧倾训练。

• 由家人一手扶住患者的腋部,另一手托住患者病手,如图 62(1)。先向一个方向拉推,使患者侧倾到要倒而没倒为止,再向相反的方向进行,以训练患者的立位平衡,侧倾的幅度必须根据患者站立时的稳定程度逐渐增加,以防止跌倒。切记不能拉扯患者病手。

• 患者也可自己借助椅,如图 62(2)或独自进行练习,如图 62(3)。患者开始自己训练时最好在家人的保护下进行,以防发生跌倒。这些训练时两足之间保持 10 cm 距离。

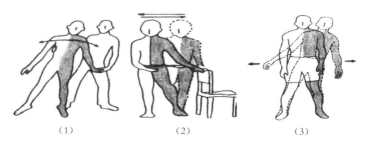

(1)   (2)   (3)

图 62   站立位的平衡训练

2.9.10 在他人扶持下的行走练习

根据患者具体情况,选用以下方法帮助患者练习行走:

• 初练时,尽量采用面对面扶持的方式,如图63(1),较为安全。

• 如条件成熟,在患者病侧扶持,如图63(2),是很好的办法,既安全又能增加患者的独立感。扶持要领是,用一手握住患者的病手,使病手掌心向上;另一手放在患者腋下和胸前处,手背靠在患者胸前,与患者缓缓地一起向前行走。

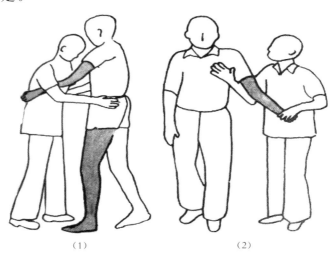

(1)   (2)

图63 在他人扶持下的行走练习

2.9.11　用于步行训练的各种手杖

• 四足手杖由于有四只脚,很稳定,常用于初期训练。

• 三足手杖有"品"字形排列的三只脚,也较稳定。

• 单足手杖轻便灵活,可在多足手杖使用稳定后应用。

• 四足手杖自制办法:选用一只大小适宜的小方凳,如图 64①;在凳面中央打一个孔,如图 64②,插入单足手杖在凳的底部,如图 64③,用较粗的铁丝将穿出的立棍和四条凳腿绞拧在一起固定即成,如图 64④。

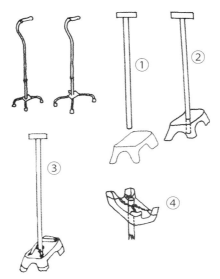

图 64　用于步行训练的各种手杖

2.9.12 借助各种手杖进行走路训练

利用手杖练习走路的原则是,先用四足杖走稳后改用三足杖,三足杖走稳后改用单足杖。不过也可由四足杖直接改为单足杖。其要领如下:

• 手杖的长度以扶手部位与胯部最突出的骨头齐高为佳,扶杖时屈肘 150°,杖与身体间隔 15 cm,如图 65(1)。

• 两步走法要领:健手持杖先点出的同时,如图 65(2)之①,病腿迈出,超越杖尖,如图 65(2)之②。健腿跟着迈过杖尖,如图 65(2)之③。

• 三步走法要领:健手持杖点出,如图 65(3)之②。病腿迈出,超越杖尖,如图 65(3)之③。健腿跟着迈过杖尖,如图 65(3)之④,下方之 c。如病足支撑不稳时,健腿迈步幅度应酌情减小,可迈至与病足齐,如图 65(3)之④,下方之 d,或稍落后于病足,如图 65(3)之④,下方之 e。

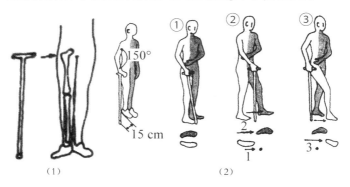

(1)   (2)

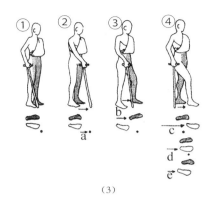

（3）

图 65　借助各种手杖进行走路训练

2.9.13　他人扶持下的上下楼梯训练

图中肩部有黑圆点的为患者,无点者为他人。

他人抓住患者腰带,上楼梯时在患者后方监控;下楼梯时在患者前方监控。

记住:上楼梯时患者健腿先上,下楼梯时患者病腿先下!

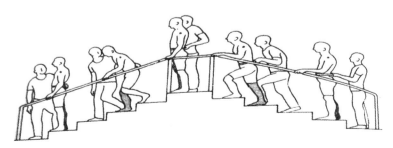

图 66　他人扶持下的上下楼梯训练

2.9.14　借助手杖的上下楼梯训练

　　仍应遵照患者健足先上,病足先下的原则。具体动作要领如下:

　　• 上楼时患者的手杖和健足先放在上一级台阶;伸直健腿,把病腿提到同一台阶,如图 67(1)。

　　• 下楼时手杖与病足先下到下一级台阶,然后健足向下迈到同一台阶,如图 67(2)。

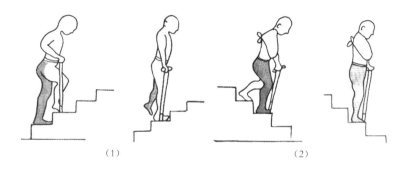

(1)　　　　　　　　　　　　　　　(2)

图 67　借助手杖的上下楼梯训练

2.9.15　利用楼梯扶手的患者独自上下楼梯训练

　　双手训练法适用于初练者,要领如下:

　　• 将病手搭在楼梯扶手上,用健手按住,如图 68(1)。

　　• 按健腿先上,病腿先下的原则,一步一移地上或下楼梯,反复练习,如图 68(2)。

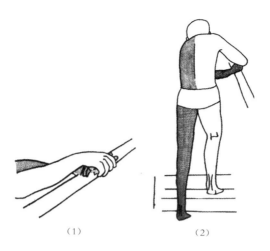

（1）　　　　　　　　（2）

图 68　利用楼梯扶手患者独自进行上下楼训练——双手训练法

单手训练法是在患者已经掌握双手扶扶手上下楼梯后使用，其要领如下：

• 单用健手扶住扶手。

• 按健腿先上，病腿先下的原则，一步一移地上下楼梯，反复练习。

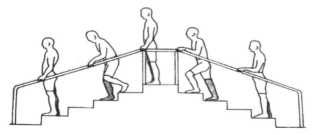

图 69　利用楼梯扶手患者独自进行上下楼训练——单手训练法

2.9.16 上下公共汽车的训练

初练时很难在真正的公共汽车上进行,不妨用木板制作一个结实且类似的门梯,宽:70 cm;第一台阶高 33 cm,第二台阶高 22 cm;深:第一台阶 32 cm,第二台阶 30 cm,以供练习。其要领如下:

• 上车动作要领:先用健手扶住扶手,如图 70(1)之①;健腿先迈上车门台阶,如图 70(1)之②;病腿跟上,如图 70(1)之③;再用健手抓住扶手或吊环,如图 70(1)之④。

• 下车动作要领:先用健手扶住扶手,如图 70(2)之①;病腿先迈下车门台阶,如图 70(2)之②;健腿跟着迈下汽车,如图 70(2)之③。

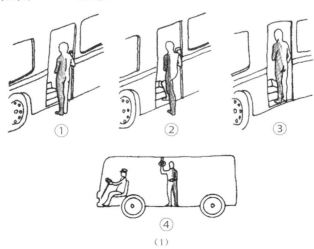

(1)

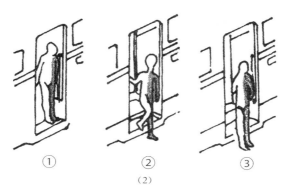

①　　　　　②　　　　　③

（2）

图 70　上下公共汽车的训练

2.9.17　坐进轿车的训练

中风患者持手杖走远路是困难的，远道访亲探友或购物时常需坐出租车。坐进小轿车的动作要领如下：

• 先以健侧靠近开着门的轿车，用健手扶门或抓住车内上方的扶手，如图 71（1）。

• 以健腿为支轴转动身躯，使臀部对准座位，缓缓坐下，如图 71（2）。

• 提进健腿，如图 71（3），再提入病腿，如图 71（4）。

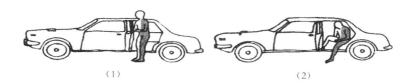

（1）　　　　　　　　　　（2）

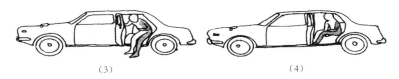

（3）   （4）

图 71　坐进轿车的训练

2.10　病手功能恢复不理想时的日常活动训练

2.10.1　病手配合健手做家务的方法

中风患者应在日常生活各项活动中充分利用仍有一定功能的病手，例如：

- 切菜时用病手固定菜，如图 72（1）。

- 削水果皮时用病手固定水果，如图 72（2）。

- 磨丝时用病手固定磨丝板，如图 72（3）。

- 用病手挂衣物，如图 72（4）之①，或夹持物品，如图 72（4）之②。

- 把伞把勾在病臂上用健手撑开伞，如图 72（5）等。

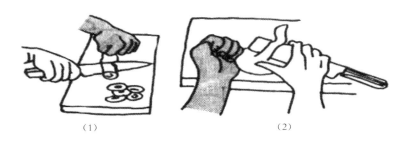

（1）   （2）

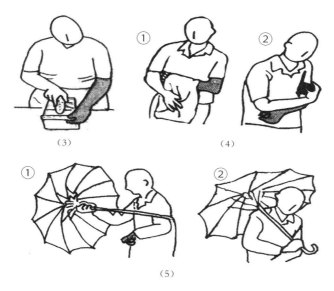

图 72　病手配合健手做家务的方法

2.10.2　洗脸、刷牙和洗手的方法

· 对于还不能自主下床站立的患者,请家人按图 73 (1)放置洗脸盆,用健手操作洗脸、刷牙、洗手或擦身。请根据病手的握力选择合适的毛巾。

· 对于能自主站立的患者,可将毛巾绕在水龙头上或将毛巾绕在病侧前臂上,用健手将其拧干,如图 73(2)。

· 将背面带有吸盘的刷子固定在洗手池旁,将手在刷子上来回刷洗,可将健手洗净,如图 73(3)。带吸盘的刷子可用一般吸力挂衣钩改制。

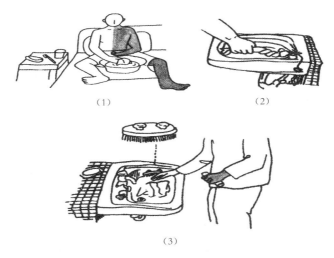

（1）　　　　　　　　　（2）

（3）

图 73　洗脸、刷牙和洗手的方法

2.10.3　刷假牙、剪指甲和洗澡的方法

• 将背面带吸盘的牙刷固定在洗手池壁上,将假牙在刷子上来回刷,如图 74(1)。

• 将指甲剪固定在木板上,木板再固定在桌上,一端突出桌沿,剪把处系上小绳并穿过木板,绳端扣一环。一手伸入环中使劲一拉即可剪去伸入指甲剪刀口内的指甲,如图 74(2)。

• 用健手持毛巾洗澡,或用带长柄的海绵刷擦背。若要擦干身躯时,可将毛巾压在腿下或夹在病侧腋下,用健手拧干后擦干身躯,如图 74(3)。

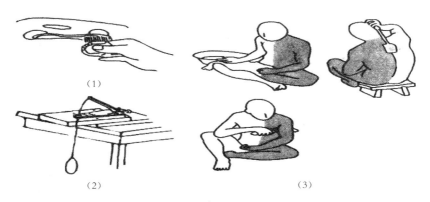

（1）

（2）

（3）

图 74　刷假牙、剪指甲和洗澡的方法

2.10.4　穿脱前开襟衣服的方法

穿脱前开襟衣服的要领：

• 穿法：先穿病侧，后穿健侧，如图 75（1）。

• 脱法：先脱病侧的一半，再脱健侧的整个衣袖，最后退出病侧的衣袖，如图 75（2）。

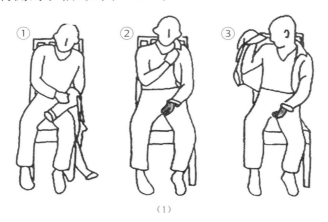

（1）

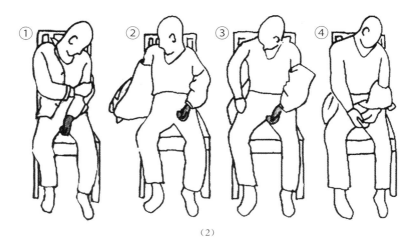

（2）

图 75　穿脱前开襟衣服的方法

2.10.5　穿脱套头衫的方法

穿脱套头衫的要领：

• 穿法：先把衣衫背朝上摆在膝上，如图 76（1）之①；将病手插入衣袖，并将手腕伸出袖口，如图 76（1）之②；再将健手插入衣袖，并将整个前臂伸出袖口，如图 76（1）之③；用健手将衣服尽量往病肩部拉，如图 76（1）之④；将头套入并钻出领口，如图 76（1）之⑤；最后拉整衣服，如图 76（1）之⑥。

• 脱法：用健手将衣衫后领向上拉，先退出头部，如图 76（2）之①，再退出双肩与双手，如图 76（2）之②。

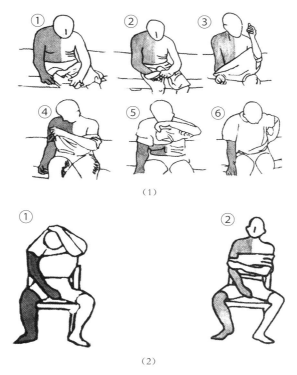

（1）

（2）

图 76　穿脱套头衫的方法

2.10.6　穿脱裤子的方法

穿裤子的要领：

· 在床上穿：先穿病腿，再穿健腿，如图 77（1）之①；用健腿支起臀部，提上裤子，如图 77（1）之②，用健手系好腰带，如图 77（1）之③。

· 在椅子上穿：先穿病腿，如图 77（2）之①，再穿健腿，

如图 77（2）之②，用健手拉住裤腰，站起，将裤子提起，如图
77（2）之③，再坐下用健手系好腰带。

脱裤子的要领是采取与穿法相反的动作步骤即可。

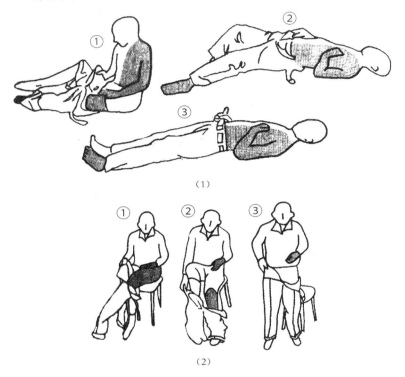

（1）

（2）

图 77　穿脱裤子的方法

2.10.7　系领带或戴文胸的方法

• 为了方便穿戴，可选用套头式已成型的领带，如图
78（1）。

• 女性可选用前开口,用尼龙子母扣带系结的文胸,如图 78(2)。

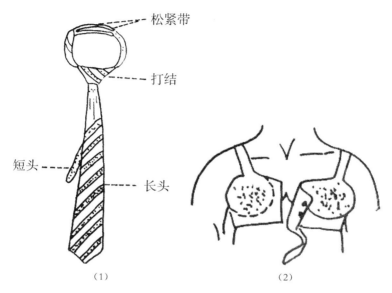

图 78　系领带或戴文胸的方法

2.10.8　使用助具进食的方法

• 单手用匙进食时,可在碟子上加一个碟挡,沿箭头方向推动食物,食物被挡,不会推出碟外,相反更易盛入匙内便于进食,如图 79(1)。碟挡可用旧罐头铁片剪制。

• 切菜时,可在切菜板一角装上挡板,把所切的菜挡在菜板内。亦可在菜板的适当位置插上尖头钉子,以固定待切的胡萝卜、土豆、水果或其他食物,如图 79(2)。

• 用带叉的两用匙吃饭比较方便。可用钢锯在匙的一侧锯几个口制成，如图79(3)。

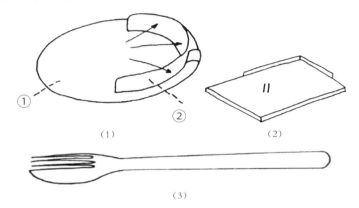

（1）　　　　　　　　　　　　（2）

（3）

图 79　使用助具进食的方法

2.10.9　开启瓶盖、匣盖和罐头盖的方法

开启瓶盖、匣盖和罐头盖的要领：

• 先要固定牢待开的瓶、匣与罐头。用两股如图80(1)、两足如图80(2)、一股一足如图80(3)或两膝如图80(4)夹紧物品；或依墙而坐用足将物品顶住墙脚如图80(5)；或将罐头放在抽屉角落内用身体推进抽屉而把罐头固定如图80(6)。

• 然后用健手利用启瓶(罐)器将物品开启。

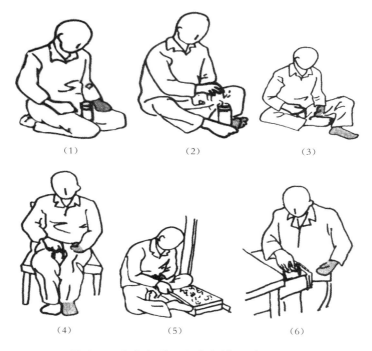

图 80　开启瓶盖、匣盖和罐头盖的方法

2.10.10　写字的练习方法

　　惯用手瘫痪后能恢复流利地写字只有 1/5 的可能性，因此，在练习病手写字同时，应尽早练习健手写字。一般每天练 1 h，3 个月后就能书写，虽然慢，但比不能写要好得多。先练描红帖，再练画"○、△、∞、♯、×"等符号，熟练后再练写字，由简到繁，循序渐进，不必急躁。

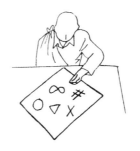

图 81　写字的练习方法

2.11　患者使用轮椅的方法

2.11.1　使用由他人推行轮椅的方法

• 为防止患者发生肩关节脱位或手指屈曲挛缩,应在病侧扶手上配置手托,如图 82(1)。

• 如无手托病手应放在枕头上,病手掌心向上。保持正确的坐姿,如图 82(2)。

• 由家人把持轮椅背后的扶把,推动轮椅进退或转弯。

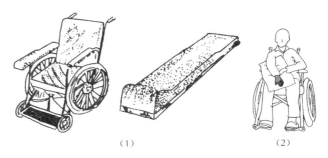

(1)　　　　　　　　　　　　　　　(2)

图 82　使用由他人推行轮椅的方法

2.11.2 患者自己驱动轮椅的方法

根据病侧方向,选用合适的轮椅,也就是病侧扶手最好有手托固定,足托能移开翻起,以便健足可以用足跟着地,屈膝时可以帮助拉车前进和导引方向。用健手操纵手轮圈与健足配合驱动轮椅前进。

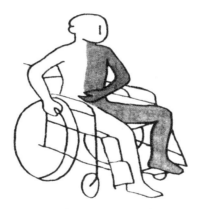

图 83　患者自己驱动轮椅的方法

2.11.3 从床上转移到轮椅的方法

从床上转移到轮椅上的要领如下:

• 轮椅放在患者健侧的床沿,轮椅与床成 $30°\sim45°$ 夹角,如图 84(1)。

• 闸住车,移开足托板,如图 84(2)。

• 用健足与健手支起身体,如图 84(3)。

• 用健手扶住外侧扶手,以健足为支轴,转动身体,使臀部正对轮椅,如图84(4)。

• 稳稳地坐入轮椅中,如图84(5)。

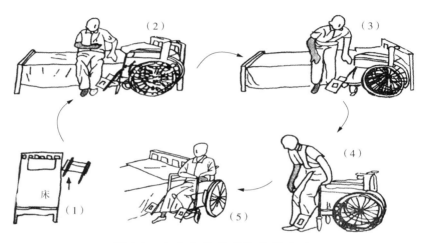

图 84　从床上转移到轮椅的方法

2.11.4　从轮椅转移到床上的方法

从轮椅转移到床上的要领:

• 轮椅靠近床沿(患者健侧靠床沿),与床成 $30°\sim45°$ 夹角,闸住轮椅,移开足托板,如图85(1)。

• 用健足与健手支起身体,如图85(2)。

• 健手扶住床面,以健足为支轴转动身体,如图85(3)。

• 缓缓地坐在床上,如图 85(4)。

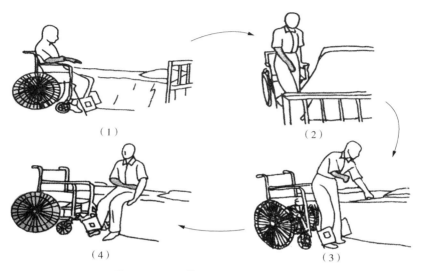

（1）

（2）

（4）

（3）

图 85　从轮椅转移到床上的方法

2.11.5　从轮椅转移到普通椅子上的方法

从轮椅转移到普通座椅上的要领：

• 驱动轮椅,正对椅子,在距 50～60 cm 处停住,闸住轮椅,移开足托,如图 86(1)。

• 用健足与健手支起身体,如图 86(2)。

• 以健足为支轴,转动身体,用健手放在椅面上扶好,慢慢坐下,如图 86(3)。

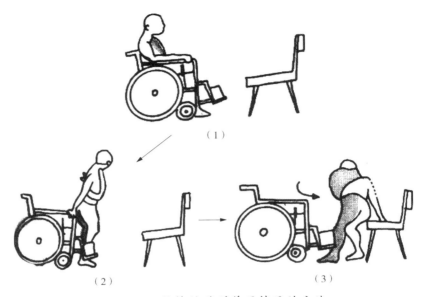

（1）

（2）　　　　　　　　　　　　　　　　（3）

图 86　从轮椅转移到普通椅子的方法

2.11.6　从普通椅子转移到轮椅上的方法

• 先将轮椅拉近椅子,并与椅子成 $30°\sim45°$ 夹角,闸住轮椅,移开足托,如图 87（1）。

• 用健手扶住轮椅扶手,用健足支起身体,如图 87（2）。

• 将健手移到另一侧扶手上,以健足为支轴,转动身体,坐到轮椅上,如图 87（3）。

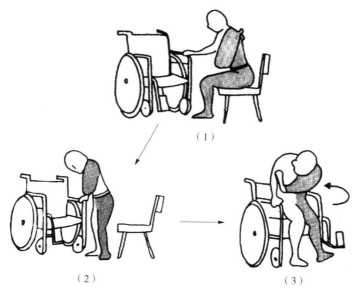

图 87　从普通椅子转移到轮椅上的方法

2.11.7　从轮椅转移到马桶上的方法

• 驱动轮椅到马桶旁,使轮椅与马桶成 $30°\sim45°$ 的夹角,如图 88(1)。

• 闸住轮椅,移开足托板,向前弯腰将健手扶在扶手上或远侧的马桶盖圈上,以健腿支起身体,并以此为轴,转动身体,坐到马桶上,如图 88(2)。

• 从马桶返回轮椅,可按相反方向进行。

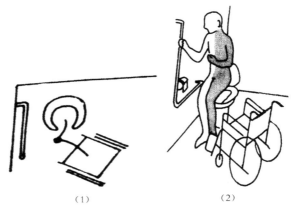

（1）　　　　　　　　　　（2）

图 88　从轮椅转移到马桶上的方法

2.12　面部瘫痪患者的康复训练

面部瘫痪可做如下按摩或面部运动：

· 在不能皱眉的额部，由家人用手指上下按摩，向下按摩的同时，患者努力闭眼，向上按摩的同时，患者用力抬眉和皱眉，直至能闭眼抬眉为止，如图 89（1）。

· 对食物积存口内颊部的患者，由家人伸手指到患者口内，对颊部做环形按摩，并将颊部向外推，以减轻面部痉挛和帮助面部运动，如图 89（2）。

· 用冰块在外部揉擦面颊做按摩，对恢复面颊的运动也有帮助，如图 89（3）。

· 经常练习噘嘴、皱鼻子（像闻到臭味那样）也有助面部瘫痪的康复。

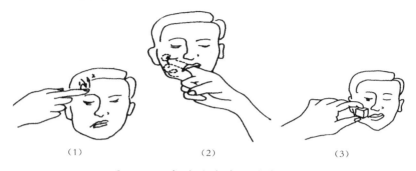

（1）　　　　　（2）　　　　　（3）

图 89　面部瘫痪患者的康复训练

2.13　进食与吞咽困难患者的喂食方法

2.13.1　帮助患者张嘴及喂食的方法

· 先用左手抓住患者下颌部,帮助其张开或闭上嘴,如图 90(1)。

· 用右手持杯或匙,向患者张开的嘴里慢慢饲喂饮食,如图 90(2)。

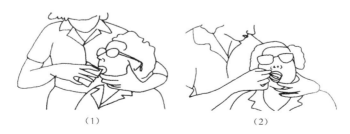

（1）　　　　　　　　（2）

图 90　帮助患者张嘴及喂食的方法

2.13.2 减轻患者咀嚼和饮水时不适感的方法

由于口腔过敏，一些中风患者咀嚼或饮水时会感不适。减轻不适的办法有：

• 用圆头筷子或塑料片经常刺激患者口腔，可以减轻患者咀嚼或饮水时的不适，如图91（1）。

• 经常用湿棉棒刺激患者牙龈也很有效，如图91（2）。

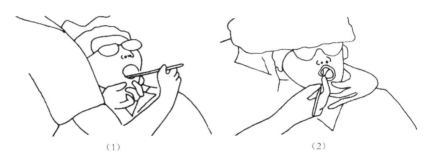

（1）   （2）

图91　减轻患者咀嚼和饮水时不适感的方法

2.13.3 促进患者吞咽的方法

吞咽困难的中风患者可用以下方法促进吞咽：

• 用注射器将少量牛奶或其他饮料注入患者唇内侧，常可有助于患者吞咽，如图92（1）。

• 用中空管吸饮液体也有助于患者吞咽，如图92（2）。

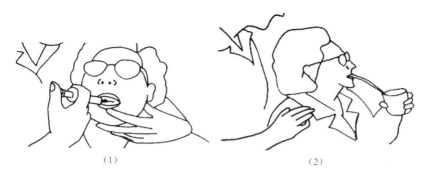

（1）　　　　　　　　　　　　（2）

图 92　促进患者吞咽的方法

2.13.4　训练咀嚼和吞咽肌肉的方法

• 简便而有效的方法是，患者�’起嘴，吹沾有肥皂水的
铁丝环，把肥皂沫吹成泡，连续地吹，既可训练颊肌，也有
助唾液分泌，刺激吞咽动作。

• 家人用手指在患者口内按摩颊部也常有效。

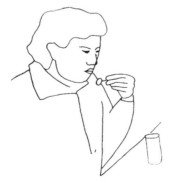

图 93　训练咀嚼和吞咽肌肉的方法

2.14　与失去语言功能患者的交流方法

　　利用交流画板和患者"对话"的方法

　　• 能用点头或摇头示意，或用手指物的患者，可用交流画板和他人交换意见。

　　• 交流画板是一张绘满图画与字符的板。上方为患者生活所需项目；下方是钟、气象预告图和拼音字母表。

　　• 使用时将画板放在患者面前，患者想说什么就指什么，家人也以指画来回答。例如：想吃水果就指水果；想知

穿衣	刷牙	假牙	饭	蔬菜	桌子	电视	钟	扑克	寄信	医生
卧下	上衣	洗脸	洗澡	菜	水果	椅子	收录机	录放机	象棋	理发	护士
起床	裤子	刮胡子	开窗	汤	鸡	柜	风扇	开灯	骨牌	手杖
厕所	背心裤衩	梳头	关窗	茶	鸭		冰箱	关灯	麻将	轮椅
便盆	鞋袜	化妆	开门	冷饮	鱼	纸笔	电话			小汽车
尿壶	帽子	眼镜	关门	面包饼干	肉	书	弹琴			

时间　天气　　字母表汉语拼音　A B C D E F G H I J　K L M N O P Q R S T　U V W X Y Z

图94　交流画板

道时间就指钟面;如果患者会拼音可以依次指出他想表达词的字母。

2.15 特殊症状的处理方法

2.15.1 单侧忽略症的处理方法

这类患者在洗脸、刮胡子、搽化妆品时,常只弄半边脸;写字绘图时把字与图画在纸的一半边,如图95(1)。

• 处理的办法是尽量使患者注意到他所忽略的那一侧。如按摩、拍打揉擦其忽略侧;接近患者时总是从忽略一侧接近。

• 在忽略侧书本的始端放一条红色标条,让患者先找到红色标条后再开始阅读或书写,可以纠正单侧忽略的漏读漏写,如图95(2)。

• 单侧忽略未纠正之前,为安全起见,某些家具杂品应放在健侧。

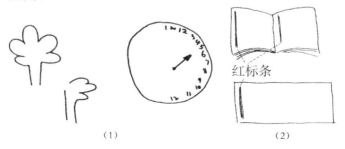

（1）　　　　　　　　（2）

图 95　单侧忽略症的处理方法

2.15.2　疾病失认症的处理方法

　　这类中风患者根本不承认自己有病，你问他哪儿不好。他说都好。问他能走吗，他说能走。其实他不能走。这在医学上称为疾病失认症。多数患者发病后 1～2 个月内开始恢复，3～6 个月内自愈。早期主要依靠经常提醒和加强监护。如左、右失认，应经常提醒左、右方向，协助患者辨认左、右侧物体。如手指失认，应给患者手指以触觉刺激，同时叫出该手的名称，反复在不同手指上进行。

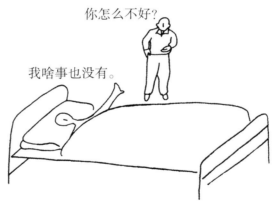

图 96　疾病失认症

2.15.3　迷向症的处理方法

　　• 迷向症在医学上称为地理定向失认。这类患者不能辨别方向，照地图走路也常迷路，甚至去厕所而无法回到自己的卧室。

• 对待这类患者要耐心地指教,患者外出时要有家人陪伴,患者走在前面,家人走在后面,经常纠正其方向,并时刻提醒患者注意沿路的醒目标记,如特殊建筑、路标、广告牌、室内走廊上的标语、挂画等,应对周围单位的距离及方向进行描述。总之要耐心地反复纠正与提醒,方有可能康复。

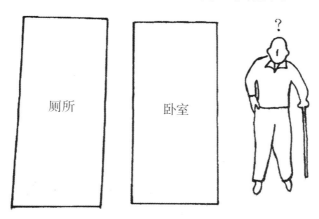

图 97　迷向症

中风诊治常见问题

3.1 中风的诱发因素

- 季节因素,寒冷的冬季比炎热的夏季好发。
- 情绪因素,情绪激动使血压突然升高,容易引起中风。
- 体能因素,过度疲劳和用力过猛也会引起血压升高,成为中风的诱因。
- 饮食因素,过饱进餐和油腻食物使血液中脂质增多,血黏度增加,易致脑梗死。
- 颅压增高因素,连续咳嗽、喷嚏或便秘屏气均可引起颅内压增高,易致出血性中风。
- 既往中风因素,短暂性脑缺血发作和中风史是所有中风的危险因素。
- 脑动脉因素,脑动脉硬化是中风发生的基础,是中风的病因之一。
- 血小板因素,血小板高聚集性可作为独立性变量与缺血性中风发生可能有关。

• 遗传或家族因素,与其他变量如高血压一起时,常与出血性中风有关。

• 颅内疾病因素,脑内感染、脑动脉炎是缺血性中风的重要危险因素。

• 其他促进或诱发因素,高龄、性别、种族、药瘾、高雌激素避孕药、活动过少、高盐及低钾饮食、心血管手术或诊断创伤、低出生体重、血流变学指标异常、颈椎病、妊娠分娩、骨折等。

3.2 易发中风的危险因素

中风危险因素非常复杂,不可干预的危险因素包括年龄、性别、低出生体重、种族、遗传因素等。

可干预的危险因素包括高血压、吸烟、糖尿病(Diabetes Mellitus,DM)、血脂异常、房颤等心脏病、颈动脉狭窄、不合理饮食和营养过剩、饮酒过量、缺乏体力活动、高同型半胱氨酸血症、绝经后激素疗法、口服避孕药、肥胖等。

3.2.1 高血压

高血压是各种中风的最重要危险因素。在控制了其他危险因素后，基线收缩压每升高 10 mmHg，中风发病的相对危险增高 49%（缺血性中风增高 47%，出血性中风增高 54%）；舒张压每增高 5 mmHg，中风危险增高 46%。血压对中风发病的作用是逐级上升的，连续的，并且没有阈值。

血压（指动脉血压，Blood Pressure，BP）是指动脉内的血液对血管壁的侧压，常以毫米汞柱（mmHg）表示。

高血压是指非同日进行 3 次以上血压测量值收缩压（Systolic Blood Pressure，SBP）大于或等于 140 mmHg 和/或舒张压（Diastolic Blood Pressure，DBP）大于或等于 90 mmHg。按血压水平分类如下：

分类	收缩压（mmHg）	舒张压（mmHg）
正常血压	<120 和	<80
正常高值	120～139 和/或	80～89
高血压	≥140 和/或	≥90
1 级高血压（轻度）	140～159 和/或	90～99
2 级高血压（中度）	160～179 和/或	100～109
3 级高血压（重度）	≥180 和/或	≥110
单纯收缩期高血压	≥140 和	<90

原发性高血压是以血压增高为主要临床表现，但往往有遗传倾向，占高血压 90% 以上，在排除有继发性高血压

后,可没有明确的病因,又称为高血压病。

继发性高血压是指某些疾病,如肾小球肾炎、肾动脉狭窄或其他肾脏疾病,主动脉缩窄,多发性动脉炎、妊娠中毒症、颅脑病变、肾上腺皮质功能亢进、嗜铬细胞瘤或原发性醛固酮增多症等引起的血压增高,因此 30 岁以前,尤其是青少年,无明确高血压病家族史者,及对目前有效而剂量适当的降压药无显著反应的高血压患者,应考虑有继发性病因可查。

单纯性收缩期高血压是指收缩压即高压或上压的增高,大于 140 mmHg;而舒张压即低压或下压不高,小于 90 mmHg。多见于 60 岁以上的老年人。

H 型高血压是指伴有同型半胱氨酸(Homocysteine,HCY)升高的原发性高血压。H 型高血压患者心脑血管事件风险明显升高,适量补充叶酸可以降低 H 型高血压的发病率,继之可以降低因高血压导致的中风发生率。

难治性高血压(Resistant Hypertension,RH)是指高血压患者在接受了包括一种利尿剂在内的大于等于 3 种不同种类最佳治疗剂量的降压药物治疗,血压仍未达到控制目标的高血压。

3.2.2 心脏疾病

各种原因所致的心脏损害是中风的第三位危险因素。

多数为充血性心力衰竭、冠状动脉硬化性心脏疾病（简称冠心病）、房颤等。非瓣膜病房颤引起脑梗死发生的危险是对照组的 5.6 倍，瓣膜病合并的房颤是对照组的 17.6 倍。冠心病是由于冠状动脉功能性或器质性改变而引起的冠状动脉血流和心肌需求不平衡所导致的心肌损害，又称缺血性心脏病（Ischemic Heart Disease，IHD）。冠心病最常见的原因是动脉粥样硬化，约占 90%。

3.2.3 糖尿病

糖尿病是一组代谢内分泌病，由于胰岛素分泌缺陷或/和胰岛素作用缺陷引起的、以高血糖为特征，长期的高血糖会损害许多器官（尤其是眼、肾、神经、心脏、血管），导致功能衰竭。

中风、白内障和周围神经病是糖尿病最常见的三大并发症，糖尿病是缺血性中风的独立危险因素。糖尿病可促进颅内小血管动脉粥样硬化进展，增加腔隙性脑梗死风险。糖尿病还是中风患者预后不良的重要危险因素。

空腹血糖小于 6.11 mmol/L 并且餐后 2 h 血糖小于 7.77 mmol/L，为正常。

符合以下三条之一者即可诊断为糖尿病，但必须在随后的另一天里重复任何一条以确诊：

（1）有糖尿病症状（如：多尿、多食、不明原因的消瘦）

加上随机血糖大于或等于 11.1 mmol/L（200 mg/dl）。随机血糖指一天中任何时候的血糖。

（2）空腹血糖（FPG）大于或等于 7 mmol/L（126 mg/dl）。空腹血糖指禁食至少 8 h 后的血糖。

（3）75 g 糖的糖耐量试验（Oral Glucose Tolerance Test，OGTT）2 h 血糖大于或等于 11.1 mmol/L。

糖耐量损伤（Impaired Glucose Tolerance，IGT）是葡萄糖不耐受的一种类型，现普遍将其视为糖尿病前期。空腹血糖（调节）损伤（Impaired Fasting Glucose，IFG）指一类非糖尿病性空腹高血糖，其血糖浓度高于正常，但低于糖尿病的诊断值。IGT 和 IFG 两者均代表了正常葡萄糖稳态和糖尿病高血糖之间的中间代谢状态，表明其调节（或稳态）受损。餐后 2 h 血糖大于 7.77 mmol/L，但小于 11.1 mmol/L 时为糖耐量损伤；空腹血糖大于或等于 6.11 mmol/L，但小于 6.99 mmo/L 时为空腹血糖损伤。

糖化血红蛋白（HbA1c）大于或等于 7%（ADA、WHO 均定为 6.5%），加上之前的 3 条诊断标准，一共为 4 条糖尿病诊断标准。糖化血红蛋白的浓度反映过去 2～3 个月的平均血糖水平，是评价长期血糖控制的金标准。

3.2.4　血脂代谢异常

一般认为高密度脂蛋白（High Density Lipoprotein

Cholesterol，HDL-C）降低或总胆固醇（Total Cholesterol，TC）、低密度脂蛋白（Lower Density Lipoprotein Cholesterol，LDL-C)升高是缺血性中风的危险因素。

3.2.5　高尿酸血症

尿酸是人体嘌呤代谢的产物。内源性为自身合成或核酸降解（每天 600 mg），约占体内总尿酸量的 80%，外源性为摄入嘌呤饮食（每天 100 mg），约占体内总尿酸量的 20%。正常状态下，体内尿酸池为 1 200 mg，每天产生尿酸约 750 mg，排出 800～1 000 mg，30% 从肠道和胆道排泄，70% 经肾脏排泄。

正常血尿酸浓度男性为 150～350 umol/L，女性为 100～300 umol/L。国际上将高尿酸血症（Hyperuricemia，HUA)的诊断标准定义为男性血尿酸水平大于 417 umol/L(7 mg/dl)，女性大于 357 umol/L(6 mg/dl)，无痛风发作的 HUA 称为无症状 HUA。这个浓度为尿酸在血液中的饱和浓度，超过此浓度时尿酸盐即可沉积在组织中，造成痛风组织学改变。尿酸具有稳定血小板聚集、增强血栓形成趋势的作用，与中风发病率和死亡率均显著相关。

3.2.6　颈动脉粥样硬化

颈动脉粥样硬化与中风的发生显著相关。20%～25%中风患者是由颈动脉斑块引起。颈动脉粥样硬化（Carotid Atherosclerosis，CAS）是指动脉管壁僵硬、内-中膜增厚、内膜下脂质沉积、斑块或溃疡形成以及管腔狭窄等病理变化。颈动脉任意点内膜-中层厚度（Intima Media Thickness，IMT）大于等于 1.0 mm 即为增厚；IMT 大于等于 13 mm 定义为斑块；发现 IMT 增厚或/和斑块者即为颈动脉粥样硬化，发现斑块且动脉狭窄大于等于 50%者定义为狭窄性斑块（Stenotic Plaque，SP）。斑块形态学及超声学特征将易损斑块（简称软斑块，易脱落）定义为表面不光滑、斑块 50%以上区域回声不均质、低回声和不规则低回声暗区或/和溃疡斑块；稳定斑块（简称硬斑块，易狭窄）定义为表面光滑、斑块 50%以上区域回声均质，或呈强回声，后方伴声影。

无症状性颈动脉狭窄患者一般不推荐手术治疗或血管内介入治疗，首选阿司匹林等抗血小板药和/或他汀类药物治疗；对于大于 70%重度狭窄的患者，可考虑颈动脉内膜切除术或血管内介入治疗术，但需根据患者和家属的意愿、有无其他并发症以及患者的身体状况等综合确定。

3.2.7　肥胖

肥胖(Obesity)是中风的主要危险因素,糖尿病、高血压、血脂异常和冠心病等疾病在肥胖者中还有聚集趋势,并协同作用增加中风的发病危险。临床观察发现,肥胖者与一般人比较,发生中风的机会要高 40%。腹部肥胖比体质指数(BMI)增高或均匀性肥胖与中风的关系更为密切。体质指数为人的体重(kg)与身高(m)平方值之比。WHO 标准在西方人群为 25.0～29.9 为超重,≥30 为肥胖;亚洲人群中以 23.0～24.9 为超重,≥25 为肥胖;中国人以 24 为成人超重的界限,以 28 为肥胖的界限。

3.2.8　吸烟

烟草中含有的 100 多种有害物质可以使血管痉挛、心跳加快、血压升高,还可以加速动脉硬化并促进血小板凝集,使血液凝固性和黏稠度增高,以致血液流动缓慢,是缺血性中风的独立危险因素,危险度随吸烟量而增加,戒烟 2～5 年相应危险逐步归零。

3.2.9　饮酒

经常饮用烈性酒,对人体各种组织细胞均有损害作用,可引起中枢神经兴奋,血压升高、心率加快,容易发生脑出血。长期大量饮酒者(每天大于 60 g 乙醇)发生中风的概率是一般人的 2～3 倍。

所谓葡萄酒能够对抗动脉硬化而降低中风发生的说法,大量研究证明,法国当地原产葡萄酿造的低糖型、10 年以上的红葡萄酒更具有抗动脉硬化的功效,是由于含有反式白藜芦醇(Resveratrol,是葡萄藤为了抵御霉菌入侵而产生一种植物抗毒素,存留葡萄皮里)的成分。不是所有的葡萄酒中都有这种成分。

3.3 脑梗死易发于早晨

有些老年人睡前还好好的,早晨一觉醒来,发现一侧肢体麻木不灵,有的甚至不能说话。经查发现是脑梗死。为什么会这样呢?

研究认为,早晨人体的交感神经兴奋性较高,人体内纤维蛋白原的活力、儿茶酚胺、红细胞压积、血液的黏度均相应增高,从而使血液凝固能力增强。

其次人体经过夜间长时间的睡眠,其间没有任何液体的补充,因而也增加了血液的黏稠度,所以老年人容易在清晨发生脑梗死。

另外有高血压的患者,如果使用半衰期短的降血压药物,往往因为晚间时间比较长,在后半夜药物浓度下降,引起一定程度的血压反弹,容易发生中风。

3.4 中风患者的饮食、锻炼等建议

中风患者饮食忌油腻,需低糖,少甜食,饭减半,适当高蛋白如新鲜鱼虾、脱脂牛奶、原味酸奶、瘦牛肉、香菇、木耳、芝麻、核桃等,老年患者的食品加工宜烧烂炖透、少量多次补充。

中风患者如偏瘫需要积极进行鲍巴氏神经康复锻炼,能够行动者应该量力而行,采取慢走、快走、慢跑等主动形式锻炼,里程数可以逐步增加,一般每天累计达到 10 公里为佳。这样上下协调、左右对称,反复正反馈刺激神经系统,加强神经网络突触联系,有利于脑神经功能重组,促进中风后功能障碍的修复和替代。这样与中风后药物干预(预防药 + 治疗药 + 神经康复药)形成良性互补,产生放大效应,使中风患者恢复达到最大化;但中风患者不宜跑步机上进行长期被动训练,以免引起神经系统异常运动模式,反而加重病情。

3.5 与中风患者神经康复相关的药物治疗

目前常用和有效的中风患者神经康复相关药物是巴

氯芬(Baclofen),国内 30 年来广泛使用的巴氯芬是枢芬(国产二类新药商品名),是人体中枢神经系统主要抑制性递质 γ-氨基丁酸(GABA)的衍生物,通过抑制脊髓的单突触和多突触反射的传递,促使中间神经元活动的转正,减少 α-运动神经元的活动,同时也作用于脑部前半部分,刺激 GABA-β 受体,从而抑制兴奋性神经递质(如谷氨酸和天门冬氨酸)的释放,使异常增高的骨骼肌张力得到缓解。由于在中风患者体内早期产生的毒性兴奋性神经递质是有害的,所以,巴氯芬(枢芬)不仅能够治疗中风患者的肌张力异常增高,而且避免过多兴奋性神经递质的神经毒性,抑制来自后角、脑干的感受伤害的刺激,减轻痉挛性疼痛。

我们完成的随机双盲对照临床研究发现 A 组巴氯芬(枢芬)在降低肌张力和提高运动机能方面明显优于 B 组(安慰剂),表明巴氯芬(枢芬)的抗痉挛治疗有效,确实有助于中风患者的神经康复。这项研究成果已经被国际循证医学广泛采纳。但是,临床上巴氯芬(枢芬)片神经康复治疗必须个体化给药,小剂量口服开始,剂量递增不宜太快;间隔数天或数周调整剂量,直至巴氯芬(枢芬)片解痉效果显著后维持治疗;各个患者无固定剂量,各人病情体质不同往往治疗反应效果不一,剂量务必采取个体化原则,遵守用药经验丰富医师的医嘱调整;停药要慢,逐步减量,至全部停药,避免反跳。例如一般起始剂量每次 5 mg（1 片 10 mg）,1 天 3 次,大多数每天总量为 30～75 mg,也有更高剂量亦可耐受,且无不良反应。个别患者可有嗜睡、困倦、胃肠道不适等不良反应。此外,我们的临床研究还发现巴氯芬（枢芬）片神经康复治疗有助于中风患者腱反射亢进的缓解,病理征的消失,失语、同向偏盲、尿失禁的改善以及小脑功能障碍的部分缓解。多种临床研究均证实巴氯芬（枢芬）片神经康复治疗配合中风患者其他神经康复措施,能够明显提高中风康复治疗总体效果,最终改善预后,防止挛缩、关节脱位及畸形发生。

另外,大量研究显示巴氯芬（枢芬）片也有助治疗胃食管反流,有利于控制顽固性呃逆、神经性疼痛、偏头痛以及癌性疼痛,在戒除酒瘾和降低毒瘾方面有一定效果。

参考文献

［1］缪鸿石,朱镛连.脑中风的康复评定和治疗［M］.北京:华夏出版社,
    1996,165-181.

［2］方定华,朱镛连,王瑞华.脑中风康复期的抗痉挛药物治疗——力奥来素
    的观察［J］.神经病学与神经康复学杂志,1996,1(1):28-31.

［3］谢瑞满,朱文炳,姚景莉,等.光刺激治疗同向性偏盲的临床和 SPECT 研
    究.中国康复理论与实践,1997,3(3):108-110.

［4］缪鸿石.康复医学理论与实践［M］.第一版.上海:上海科技出版
    社,2000.

［5］谢瑞满,王新文.神经康复与中风住院费用及时间的比较研究［J］.中国
    临床医学杂志,2000,7(3):276.

［6］谢瑞满,姚景莉,方定华,等.中风急性期巴氯芬(枢芬)治疗的双盲随机
    对照研究［J］.国际中华神经精神医学杂志,2001,2(1):9-11.

［7］方定华,陈小梅,李漪,编.脑血管病临床与康复［M］.上海:上海科学技
    术文献出版社,2001.

［8］方定华,王茂斌,胡大萌,等.急性脑中风早期康复的研究［J］.中国康复
    医学杂志,2001,16(5):266-272.

［9］王新文,谢瑞满.神经康复在脑中风患者中的比较研究［J］.国际中华神
    经精神医学杂志,2001,2(1):1.

［10］谢瑞满,方定华,姚景莉,等.中风急性期巴氯芬治疗的双盲随机对照研
    究［J］.国际中华神经精神医学杂志,2001,2(1):9.

［11］王新文,谢瑞满.脑中风后早期神经功能康复治疗研究的进展［J］.国际
    中华神经精神医学杂志,2001,2(1):47.

［12］李刚,谢瑞满.急性脑梗塞康复治疗后脑 SPECT rCBF 的初步研究
    ［J］.国际中华神经精神医学杂志,2001,2(1):3-6.

［13］胡永善.中国脑中风后三级康复治疗的研究［J］.中国临床康复,2002,6:

935-937.

[14] 郭辉,纪树荣.运动再学习疗法对偏瘫患者下肢运动功能的疗效观察[J].中华物理医学与康复杂志,2002,24(5):300-303.

[15] 朱镛连.脑中风康复与神经康复机制.中国康复理论与实践[J].2003,9(3):129-131.

[16] 张通,李丽林,崔丽英,等.急性脑中风三级康复治疗的前瞻性多中心随机对照研究[J].中华医学杂志,2004,84(23):1948-1954.

[17] 刘静,赵冬,王薇,等.中国多省市心血管病危险因素队列研究与美国弗莱明翰心脏研究结果的比较[J].中华心血管病杂志,2004,32(2):167-172.

[18] 朱玉连,胡永善,谢臻,等.脑中风偏瘫患者规范化综合康复治疗方案研究[J].中国康复医学杂志,2005,20:68-69.

[19] 朱鼎良.我国高血压基因研究十年回顾和几点建议[J].中华心血管病杂志,2005,33(7):585-587.

[20] 施问民.巴氯芬(枢芬)对腰椎间盘突出症急性发作期抗痉挛作用的临床观察[J].中国现代应用药学杂志,2005,22(7):662-664.

[21] 中华医学会神经病学分会脑中风学组"缺血性脑中风二级预防指南"撰写组.中国缺血性脑中风和短暂性脑缺血发作二级预防指南 2010[J].中华神经科杂志,2010,43(2):154-160.

[22] 中华医学会神经病学分会脑中风学组"中风一级预防指南"撰写组.中国中风一级预防指南 2010[J].中华神经科杂志,2011,44(4):282-288.

[23] 中国高血压防治指南修订委员会.中国高血压防治指南 2010[J].中华心血管病杂志,2011,39(7):579-616.

[24] 张通.中国脑中风康复治疗指南[M].北京:人民卫生出版社,2012.

[25] 谢瑞满.实用老年中风防治康复学[M].上海:上海科学技术文献出版社,2015.

[26] 中华医学会神经病学分会,中华医学会神经病学分会神经康复学组,中华医学会神经病学分会脑血管病学组.中国脑卒中早期康复治疗指南[J].中华神经科杂志,2017,50(6):405-412.

[27] 王陇德,刘建民,杨弋,等.我国脑卒中防治仍面临巨大挑战——中国脑卒中防治报告 2018 概要[J].中国循环杂志,2019,34:105-119.

[28] 中国心血管健康与疾病报告编写组.中国心血管健康与疾病报告 2020概要[J].中国循环杂志,2021,36:562-586.

[29] Boz C,Velioglu S,Bulbul I,et al. Baclofen is effective in intractable

hiccups induced by brainstem lesions [J]. Neurol Sci, 2001, 22 (5):409.

[30] Freitag FG. Preventative treatment for migraine and tension-type headaches: do drugs having effects on muscle spasm and tone have a role? [J]. CNS Drugs, 2003,17(6):373-381.

[31] Ang YH, Chan DK, Heng DM, et al. Patient outcomes and length of stay in a stroke unit offering both acute and rehabilitation services [J]. Med J Aust, 2003,178(7):333-336.

[32] Di Lauro A, Pellegrino L, Savastano G, et al. A randomized trial on the efficacy of intensive rehabilitation in the acute phase of ischemic stroke [J]. Neurol, 2003,250:1206-1208.

[33] Frost SB, Barbay S, Friel KM, et al. Reorganization of remote cortical regions after ischemic brain injury: a potential substrate for stroke recovery [J]. Neurophysiol, 2003,89(6):3205-3214.

[34] Musicco M, Emberti L, Nappi G et al. Early and long-term outcome of rehabilitation in stroke patients: the role of patient characteristics, time of initiation, and duration of interventions [J]. Arch Phys Med Rehabil, 2003,84(4):551-558.

[35] Teasell RW, Foley NC, Bhogal SK, et al. An evidence-based review of stroke rehabilitation [J]. Top Stroke Rehabil, 2003,10(1):29-58.

[36] Legg L, Langhorne P. Rehabilitation therapy services for stroke patients living at home: systematic review of randomised trials [J]. Lancet, 2004,363:352-356.

[37] Lynch D, Ferraro M, Krol J, et al. Continuous passive motion improves shoulder joint integrity following stroke [J]. Clin Rehabil, 2005,9(6):594-599.

[38] De Wit L, Putman K, Schuback B, et al. Motor and functional recovery after stroke: A comparison of 4 European rehabilitation centers [J]. Stroke, 2007,38:2101-2107.

[39] Dickstein R. Rehabilitation of gait speed after stroke: a critical review of intervention approaches [J]. Neurorehabil Neural Repair, 2008,22:649-660.

[40] Zorowitz R and Brain M. Advances in brain recovery and rehabilitation 2010 [J]. Stroke, 2011,42:294-297.

[41] Pitkala K, Savikko N, Poysti M, et al. Efficacy of physical exercise intervention on mobility and physical functioning in older people with dementia: A systematic review [J]. Exp Gerontol, 2013,48(1):85-93.

[42] Patel, P., Yavagal, D. & Khandelwal, P. Hyperacute Management of Ischemic Strokes: JACC Focus Seminar [J]. Journal of the American College of Cardiology, 2020,75:1844-1856.

[43] Lioutas, V.-A. et al. Assessment of Incidence and Risk Factors of Intracerebral Hemorrhage Among Participants in the Framingham Heart Study Between 1948 and 2016 [J]. JAMA Neurology, doi:10. 1001/jamaneurol.2020.1512(2020).

[44] O'Donnell, M. J. et al. Global and regional effects of potentially modifiable risk factors associated with acute stroke in 32 countries (INTERSTROKE): a case-control study [J]. Lancet, 2016, 388: 761-775.

[45] Winstein C J, Stein J, Arena R, et al. Guidelines for Adult Stroke Rehabilitation and Recovery: A Guideline for Healthcare Professionals from the American Heart Association/American Stroke Association [J]. Stroke, 2016,47(6):e98-e169.

[46] Robert T, Andrea C, Jeffrey C, et al. The Evidence-Based Review of Stroke Rehabilitation (EBRSR) (18th Edition). EBRSR. com. Canadian Partnership for Stroke Recovery. HEART & STROKE Foundation. 2018.

[47] Santos, D. & Dhamoon, M. S. Trends in antihypertensive medication use among individuals with a history of stroke and hypertension, 2005 to 2016 [J]. JAMA Neurology, 2020,2499.

[48] Johnston, S.C. et al. Ticagrelor and aspirin or aspirin alone in acute ischemic stroke or TIA [J]. N Engl J Med, 2020,383:207-217.

[49] Kashyap, V.S. et al. Early Outcomes in the ROADSTER 2 study of transcarotidartery revascularization in patients with significant carotid artery disease [J]. Stroke, 2020,51:2620-2629.

[50] Salim S. Virani, Alvaro Alonso, et al. Heart disease and stroke statistics — 2021 Update: A Report From the American Heart Association [J]. Circulation. 2021,143(8):e254-e743.

[51] GBD 2019 Stroke Collaborators. Global, regional, and national burden

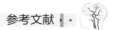

of stroke and its risk factors，1990-2019：a systematic analysis for the Global Burden of Disease Study 2019 ［J］. Lancet Neurol. 2021，20（10）：795-820.

后　记

　　《中风后鲍巴氏神经康复疗法》是由复旦大学附属中山医院老年科及以神经科为主合作编写的跨学科书籍。我们旨在宣传中风疾病的专业和科普知识，使患者及其家属正确认识中风疾病、科学对待中风疾病，从而战胜中风疾病。我们希望这本书能推动中风康复与防治工作的开展，使高深的科学学术研究知识能够变成大众实用普及的简单方法，最终使患有这方面疾病的患者受益。

　　蒯铮大夫在美国研修期间比较中美心脑血管疾病防治康复工作，创立微信公众号"小心球大联盟"，是复旦大学附属中山医院的十大非营利医学科普线上发布平台，包括新浪微博、知乎、Bilibili、抖音、快手平台同名，线上能够以视频等形式展示，受到2019年、2021年上海市徐汇区科协科普项目资助，致力于推广健康生活方式，给广大心脑血管疾病患者分享心脏及神经领域线上卫生保健防治的康复知识。考虑到临床上、医疗工作中众多中风患者及其亲友渴望一本详细全面的书籍，能够线上线下、图文并茂、便于携带、随手可看,因此就有强烈的愿望来共同撰写这本书。

刘剑英大夫一直从事中风防治康复临床工作及机制研究,擅长中风后认知功能障碍、中风后执行功能障碍、中风后抑郁的诊疗和研究,尤其是脑小血管病防治研究,兼任多本神经科专著的编写秘书工作,其专著有《实用老年中风康复防治学》。先后担任过20多位神经科研究生毕业论文答辩秘书工作,具备广阔的神经科专业视野,参与多项国家中风攻关研究课题以及国际神经科研究合作课题,具有丰富的神经科临床工作经验和扎实的神经科理论知识。

王新文主任医师从事神经科中风防治康复工作20多年,积累丰富临床经验。在研究生期间参加国家中风早期康复攻关研究课题,不仅高质量完成研究任务,并且创造性引进先进的卫生经济学方法,结合当时上海医科大学中山医院全国首建的院内网技术,论证了中风后早期康复的临床有效性,国内首次发表早期鲍巴氏神经康复疗法能够明显减少中风患者住院时间和费用。这项成果大大推动了国家进行下一个五年中风后持续康复攻关研究课题的开展(唯一同一课题叠加两次国家攻关项目)。王新文主任医师在研期间,还在国内首次创新提出盲针方法研究中风偏瘫康复治疗的设想,根本上解决中国特色中医针刺治疗无盲法对照研究的方法瓶颈,并且成功获得省部级盲针对中风偏瘫康复治疗研究的课题,在中西医结合中风防治康复领域独树一帜。目前,王新文主任医师在新一线名城宁波市工作。

　　谢瑞满教授在 20 世纪 80 年代末到中国康复研究中心研修,师从全国首批中风康复专家缪鸿石和方定华教授,曾在美国斯坦福大学医学中心参与全美脑梗死溶栓治疗多中心研究课题,见证了在中风急性期治疗与中风康复计划以及社区中风防治方面的流程,体会到了中风后康复与防治的重要性。在哈佛医学院 Beth Israel Deaconess(贝斯以色列女执事)医疗中心神经科工作期间,观摩 Framingham(弗雷明翰)镇有关心脏病与中风防治研究课题工作,Framingham(弗雷明翰)研究发表了上千篇高质量论文和出版许多专著,这些成就对于我国中风康复和社区防治工作同样有着重要的实际应用价值和深远的指导意义。谢瑞满教授主持多项国家中风攻关研究课题以及国际神经科研究合作课题,与众多机构和专家保持工作联系,包括美国神经病学学会、*Science*(《科学》)编辑部、*The New England Journal of Medicine*(《新英格兰医学杂志》)编辑部、麻省理工学院脑研究中心、加利福尼亚州大学洛杉矶分校(UCLA)医学院 Jeffrey L. Cummings(杰佛瑞·L.卡明斯)教授、Johns Hopkins(约翰斯·霍普金斯)

大学医院神经科 Justin McArthur(贾斯汀·麦克阿瑟)教授与 Sandy Xin-Yu Zhang[张歆毓(桑迪)]博士、哈佛医学院著名行为神经科 Alvaro Pascard-Leone(阿尔瓦罗·巴斯库尔-里昂)教授、IACMSP 与纽约州立大学邓明昱教授、伦敦女皇广场神经内外科国立医院神经病学研究所 Frackowiak(弗莱克维亚科)教授、澳大利亚麦克法兰·伯内特研究所 Edwina Wright(埃德温娜·赖特)教授,以及日本国立康复中心柴田贞雄、白坂康俊教授等。谢瑞满教授已经主编出版《实用神经眼科学》《实用老年痴呆学》《实用老年中风康复防治学》专业书籍三部曲,文献检索报告三部专著出版后每年被同行引用率排名首位,被亚马逊和当当网评为专业类畅销书。

谢瑞满教授特别致敬陈中伟院士。1979 年在浙江省宁波市效实中学中山厅校友会时面对面咨询陈中伟先生后,以数、理、化、英和总分首位考入浙大医学专业;同样致敬陈灏珠院士,1988 年参加全国统考研究生复试前,在大堂兄(陈灏珠老师的挚友)陪同下拜访他,陈灏珠老师风趣地告知如华山医院不录取,就到我的心内科来读研吧! 然而,神经科五个招研名额,全国统考达到复试资格的只有谢瑞满一个。也十分感恩中国科学院大学附属宁波市华美医院(浙江省宁波市第二医院)24 h 制住院医师培养和老院长周宏泉教授(曾就读西南联大和医学院），以及张克瀚主任医师在 1985 年倾全力作为谢瑞满的神经科入门导师。

我们也很高兴将这本著作奉献给有关科学领域的专家同行们：Clifford Saper（克里福·塞波）、Jason J. S. Barton（詹森·J. S. 巴顿）、Joel S. Glaser（乔尔·S. 格拉泽）、姚景莉、秦震、吕传真、朱文炳、陈生弟、洪震、汪昕、钟春玖、董强、丁晶等。

编 者